癌症离你有多远
——肿瘤是可以预防的

（修订版）

主　编　李萍萍

副主编　朱　军　郭　军　顾　晋　李金锋

编　委　（排名不分先后）

　　　　季加孚　游伟程　杨　跃　沈　琳
　　　　邢宝才　陈克能　郝纯毅　朱广迎
　　　　高雨农　方志伟　潘凯枫　王　宁
　　　　管九苹

策　划　北京市肿瘤防治研究办公室

北京大学医学出版社

AIZHENG LI NI YOU DUOYUAN
——ZHONGLIU SHI KEYI YUFANGDE（XIUDINGBAN）

图书在版编目（CIP）数据

癌症离你有多远：肿瘤是可以预防的/李萍萍主编.
—修订本. —北京：北京大学医学出版社，2012.9
ISBN 978-7-5659-0442-4

Ⅰ. ①癌⋯　Ⅱ. ①李⋯　Ⅲ. ①癌—预防（卫生）
Ⅳ. ①R730.1

中国版本图书馆 CIP 数据核字（2012）第 207243 号

癌症离你有多远——肿瘤是可以预防的（修订版）

主　　编：李萍萍

出版发行：北京大学医学出版社（电话：010-82802230）

地　　址：（100191）北京市海淀区学院路 38 号　北京大学医学部院内

网　　址：http://www.pumpress.com.cn

E - mail：booksale@bjmu.edu.cn

印　　刷：北京京华虎彩印刷有限公司

经　　销：新华书店

责任编辑：冯智勇　宋建君　　责任校对：金彤文　　责任印制：张京生

开　　本：710mm×1000mm　1/16　印张：18　字数：264 千字

版　　次：2012 年 1 月第 1 版　2012 年 9 月修订版　2012 年 9 月第 2 次印刷

书　　号：ISBN 978-7-5659-0442-4

定　　价：36.00 元

本书由
北京大学医学科学出版基金
资助出版

再版说明

《癌症离你有多远》这本书出版后，受到广大读者的欢迎，很快告罄。在此同时，也给我们提出了一些宝贵建议。为了满足更多读者的需求，此书再版，并对排版和个别内容做了一些调整。

再版书的目录中，上下篇题目下均增加了该篇内容的简要提示，使读者更加清晰地了解内容概要，便于阅读选择。

在癌症治疗的常见问题一章中，应读者要求，增加了"如何理解中西医结合治疗肿瘤"的问题，使大家进一步了解中西医结合在肿瘤治疗中的作用。

在淋巴瘤一章中，根据广大患者的常见疑问，增加了新的问题和回答。

另外，为了增加科普的趣味性，对插图进行了适当修改，希望更便于老百姓理解，也便于读者对一些基本知识加强印象。

本书的出版，受到北京大学常务副校长、医学部常务主任柯杨教授的高度重视。再版时，特请柯杨校长为再版写了序，说明加强医学科普宣传、特别是肿瘤预防科普知识教育对百姓健康的重要，也是我们医务工作者的职责所在。

希望本书的再版为广大百姓的健康做出我们新的努力，再一次对广大读者的热心和宝贵建议表示衷心感谢！

李萍萍

2012 年 5 月 1 日

序言一

新中国成立以来，随着很多过去的常见病得到解决，肿瘤在临床上的重要性日益凸显。据近两年的统计，无论是在城市还是在乡村，肿瘤都已经占到居民死亡原因的首位。因此，肿瘤的防治已经列入我国"十二五"规划卫生工作重大专项之一。根据我国整体卫生工作将重点前移、下移的策略，普及肿瘤防治知识就成了当务之急。《癌症离你有多远——肿瘤是可以预防的》这本书我特别推荐给大家。书中介绍了很多大家认识上存在误区的问题，也提出了一些具体的措施，希望大家仔细阅读。

我特别提出几个读后的体会与各位分享：

一、肿瘤是可知、可以预防也是可以治疗的。"癌症病因复杂，几乎一无所知"、"无法预防"和"不治之症"等观点已经过时，应当更新、提高认识。

近半个世纪以来我们对常见肿瘤的发病原因，特别是通过高发区的研究已经知道很多。例如食管癌的发病和亚硝胺、霉菌感染以及微量元素缺乏有关；胃癌的高发除了前述原因以外，还和幽门螺杆菌（Hp）感染相关；而肺癌的发生则与吸烟、大气和小环境污染等因素有关；结肠癌与脂肪摄入过多、纤维摄入过少及家族性息肉等因素相关；很多肿瘤与慢性感染有关：除了前面所述胃癌和胃的淋巴瘤与 Hp 感染有关以外，导致肝癌发生的重要因素是乙型和丙型肝炎病毒（HBV 和 HCV）的长期感染；人类乳头状病毒（HPV）是子宫颈癌和某些口腔癌的致病原因；EB 病毒是某些淋巴瘤和鼻咽癌的致病原因等。

所以，大家首先应当提高对肿瘤的认识，改变对肿瘤的"一无所知"、"无能为力"和"不治之症"等错误看法，树立"可知、可治、可防"的概念，人人都应当树立面对现实和积极采取预防措施的正确态度。

二、2011 年是美国国家癌症法案（National Cancer Act）颁布 40 周年，因此很多重要杂志发表了很有参考价值的看法。总体来说大家对于防治肿瘤是乐观的。《科学》杂志回顾从 20 世纪 90 年代以来，美国有 7 种常见肿瘤包括肺癌、乳腺癌、大肠癌死亡率有下降趋势。人们对肿瘤的认识以及由此引发的药物治疗给临床诊疗带来进展。《细胞》杂志强调分子生物学的成果推进了临床的进展。《自然》杂志认为最好的方法是加强我们的防治措施，尽最大努力避免接触致癌物，改掉可能导致肿瘤的坏习惯，吃出健康、远离肿瘤。

他们提出的具体建议是：改变生活习惯、戒烟和减肥。体质指数增高和食管癌、结肠癌、胆囊癌、前列腺癌、乳腺癌、宫体癌、宫颈癌、卵巢癌、胰腺癌、胃癌都相关。他们认为男性肿瘤患者有 1/7、女性肿瘤患者有 1/5 与超重相关。

三、我国目前的现状是：处于发展中国家的常见肿瘤仍然存在、而发达国家的常见肿瘤逐渐增多的双重负担时期，肿瘤发病率和死亡率都仍然处于不断增高的时期。我们的目标是通过努力使之尽快达到平台期，继而下降。最先可能下降的是死亡率，但我们最终的希望是发病率的下降。

四、防治肿瘤需要我们每一个人的参与。肿瘤是一类慢性病，从接触致癌因素到发病往往可以长达 20～30 年，因此真正是"任重道远"。开始我就说了我国政府正在制定肿瘤防治规划，例如，改善环境污染等必须有政府的投入，但很多还需要我们自己的参与，如戒烟、减肥和饮食习惯的改善等。所以，防治肿瘤需要大家的共同关注和努力。缺了我不行，缺了你也不行。

五、最后，别忘了我们提出的防癌四条共识：①远离致癌因素；②定期有效的健康查体；③治疗癌前慢性病变；④锻炼身体，保持身心健康。

中国医学科学院肿瘤医院

2011 年 12 月 9 日

序 言 二

  无论是否已患肿瘤，"谈癌色变"在民众中还是个很普遍的现象。癌症的确是较为严重的疾病，吞噬了成千上万人的生命。恐惧与无知使人们更加无力。

  千百年来，人类从来没有停止过与癌症的抗争。虽然没有实现"攻克"、"完胜"，但在癌症的研究、预防和治疗方法上已经取得了巨大的进步，延长了患者生存期，大大改善了生存质量。与技术方法的巨大进步相比，我认为更重要的是人们对癌症认识上的进步，因而改变了人们对付癌症的理念，那就是：癌症可防；癌症可治；人可以和癌细胞共存。

  研究证明，癌症的成因复杂，除极少数人由遗传决定外，多数患者是遗传和多种不良环境因素共同造成的。在建立"复杂性因果关系"的过程中，人们认识到每种因素是靠长期的作用增加患癌的风险。因而也就决定了预防也需多方面长期坚持。每个人的遗传因素并不由自己决定，而对于各种"外因"，实际上是可以通过长期坚持健康的生活方式（饮食、运动、心理调整、改进不良生活习惯等）而实施的。这是我们每个人自己可以做主，又行之有效的。

  然而，这些观念并没有系统地通俗地让百姓或病人知晓及理解。在具体做法上又存在缺乏科学性的众说纷纭，让大家无所适从。这本书是由我国肿瘤临床专家根据自己的专业知识和经验，针对非专业的民众所提供的重要的有用信息。感谢他们在工作负担已很繁重的状态下做出这样的努力，更为我的同道们喝彩！毕竟，让患者、百姓的健康受益，是医者的根本追求。

柯杨

2012 年 4 月 20 日

前　言

如果我们看到一组数字，就会了解肿瘤发病率和死亡率对人类健康造成危害的严重程度，根据世界卫生组织（WHO）报道，每年全球有1200万人被确诊为癌症，760万人死于癌症，每8个死亡病例中就有1例癌症。而我国近年来每4个死亡病例中就有1例癌症。WHO警告称，照此趋势发展，到2030年全球将有2600万新增癌症病例，全球癌症死亡例数将跃升至1700万，而其中大多数将发生在中低收入的发展中国家。2008年我国卫生部公布的第三次全国人口死因调查资料显示，目前我国癌症死亡在城市居民死因排序中已超过心脑血管疾病，居城市居民死因第一位。

那么，肿瘤的发生与哪些因素有关？我们能预防肿瘤的发生吗？

我们看到，西方国家的努力已取得了进步，国际抗癌联盟指出，人们若改变生活方式，可避免患肺癌、乳腺癌、结肠癌等许多常见肿瘤。2006年WHO正式将癌症明确定义为可控慢性疾病。这就是说，肿瘤是可以预防的。很多患者在患病后，才感到预防肿瘤的重要性，渴望了解更多的肿瘤防治知识。恶性肿瘤给百姓的健康带来了极大的危害，肿瘤的发生离我们有多远？如何预防肿瘤？如何早期发现？北京大学肿瘤医院的专家们将详细回答百姓关心的常见肿瘤的防治问题。

国际抗癌联盟（UICC）提出："肿瘤是可以预防的"，并通过大量的科学证据发布报告：若戒烟、节食、限制饮酒、有规律锻炼和接种针对致癌感染的疫苗，约40%的癌症是可以预防的。在发展中国家，包括我国，居民还远远未意识到改变生活习惯对预防肿瘤的重要性。因此，加强科普知识的宣教，提高公众预防肿瘤的意识，正是本书的出发点。

本书分为上、下两篇。上篇主要介绍肿瘤发病因素、生活方式与癌症预防、如何认识肿瘤和肿瘤治疗的常见问题等；下篇则以常见肿瘤为切入点，详细回答了不同肿瘤的预防、早期发现方法和如何规范治疗。全书以趣味问答方式回答了百姓疑惑的问题，宣传有关的科普知识，力求做到深入浅出，语言通俗，使百姓在轻松阅读中掌握有关癌症的防治知识。

孙燕院士高度重视肿瘤的防治工作，提出"重视预防、早期发现"是我国肿瘤防治工作的重点，也是一个传统。在对待疾病和养生方面，祖国医学早在几千年前的《内经》中就提出"上医治未病"的理念。本书的作者用科学知识、医学证据告诉百姓预防肿瘤的知识，以及如何早期发现和治疗肿瘤。当您看完这本书后，能增强预防肿瘤的意识，本书的目的就达到了。希望百姓关爱生命、科学防癌，让我们大家更加健康，让我们的生活更加美好。

最后，特别感谢韩启德院士为本书题字；感谢孙燕院士为本书作序；感谢编著此书的所有专家付出的辛勤劳动。感谢北京市卫生局对出版此书的支持。感谢参与编辑，花费大量时间认真修改校对的王宁、孙婷婷、杨雷等北京市肿瘤防治办公室的同志。感谢北京大学肿瘤医院办公室的同志们的支持与帮助，使本书得以顺利出版！如有错误和不足之处，诚恳欢迎广大读者批评指正。

李萍萍

2012 年 2 月 3 日

上篇 总 论

　　这部分主要介绍肿瘤的发病原因、健康生活方式预防癌
症、肿瘤是什么和治疗方面的常见问题。通过上篇的知识，
您将会知道，如何健康生活——远离癌症。

下篇 各 论

这部分以常见肿瘤为例，详细回答了怎样预防不同肿瘤、如何早期发现和规范治疗。无论您是普通人群、癌症患者、患者家属还是医务工作者，都可从本篇中获益。

第六章 肺癌

第九章　食管癌

第十章　胃癌

第十八章　黑色素瘤

第十九章　骨与软组织肉瘤

上 篇　总　论

　　为什么近年来得癌的人越来越多？我们每日都为环境污染、食品安全忧心忡忡，可不良生活方式更是癌症发生的元凶。"吸烟有害"，而此刻您是否正沉醉在吞云吐雾的快感中？"酒精伤身"，您是否还在酒桌上推杯换盏？看着日益肥胖的腰身，您仍旧大吃大喝、不肯运动？一边念叨着要为健康投资，您却一向懒得去体检……防治癌症，从来都离不开大家自己的努力。从今天开始，为自己的健康负责，改变不良生活习惯，让癌症的脚步离我们远去。

第一章

恶性肿瘤的流行现况

　　相当一部分人仍认为癌症离自己很远。知道我们身边有多少癌症患者吗？请看下面的数字。癌症离我们真的很远吗？

 在世界范围内，恶性肿瘤的危害有多大？

　　在过去的 50 年，随着技术的发展和社会的进步，多数传染性疾病得到了有效控制。人类疾病谱发生了巨大变化，慢性疾病如心血管病、癌症成为严重威胁人类健康的多发病和常见病。根据国际癌症研究中心（IARC）报告：2002 年全球癌症新发病例 1090 万，死亡病例 670 万；2008 年新发病例 1267 万，死亡病例 757 万，发病及死亡病例与 2002 年相比分别增长了 16.2% 和 12.9%。预测 2020 年全球将有新发癌症病例 2000 万，死亡人数将达 1200 万。由于大多数癌症患者临床发现时已为中、晚期，治疗效果不佳，因此，癌症已成为严重威胁人类健康的全球最大公共卫生问题。

　　世界不同国家和地区癌症的发病率明显不同，总的发病率以北美、澳大利亚、新西兰和西欧最高，西非最低。发达国家以肺癌、前列腺癌、乳腺癌及结/直肠癌为高发癌种，而发展中国家则以肺癌和消化道肿瘤如胃癌、肝癌和食管癌为高发肿瘤。随着经济的快速发展和人民生活水平的不断提高，发展中国家高发癌种正逐渐向发达国家过渡。

从癌症的全球流行趋势分析，肺癌无论发病率还是死亡率均高居首位。2000年全球肺癌新发病例120万，占全部癌症新发病例的12.3%；死亡病例110万，占全部癌症死亡病例的17.8%。与1990年相比，发病率增加了15.4%，死亡率增加了19.6%。乳腺癌是全球第二高发的癌症，2002年全球女性年龄标化发病率为37.4/10万，新发病例为115万，占女性所有癌症的23%。结/直肠癌的发病率在全球有明显上升趋势，是发达国家高发而发展中国家发病率上升势头较快的癌症。胃癌约有60%的病例分布在日本、中国及其他东亚国家。目前，在世界范围内，胃癌的发病率有明显下降趋势，但死亡率下降并不明显，胃癌仍占各种癌症死因的第二位。肝癌是发展中国家高发的癌症，其新发病例占全球发病总数的80%左右，我国则占全球发病总数的50%左右。

（游伟程　潘凯枫）

 目前中国哪些恶性肿瘤的发病率和死亡率最高？不同性别人群恶性肿瘤发病情况有什么不同？

目前，全国肿瘤登记地区恶性肿瘤的发病率第一位是肺癌，其次为胃癌、结/直肠癌、肝癌和乳腺癌，前十位恶性肿瘤占全部恶性肿瘤的76.12%；男性恶性肿瘤发病率第一位为肺癌，其次为胃癌、肝癌、结/直肠癌和食管癌；女性恶性肿瘤发病率第一位为乳腺癌，其次为肺癌、结/直肠癌、胃癌和肝癌。胃癌、肝癌和食管癌临床发现多为中、晚期，预后较差，因此危害更为严重。

死亡率前十位的恶性肿瘤分别为：肺癌、肝癌、胃癌、食管癌、结/直肠癌、白血病、女性乳腺癌、鼻咽癌、宫颈癌和膀胱癌，前十位恶性肿瘤占全部恶性肿瘤的84.37%。男性恶性肿瘤死亡率第一位为肺癌，其次为肝癌、胃癌、食管癌和结/直肠癌；女性恶性肿瘤死亡率第一位为肺癌，其次为胃癌、肝癌、结/直肠癌和食管癌。

可能由于激素的影响和生活方式的差异，癌症在男性和女性间的分布表现出很大不同。除女性特有的癌症外，通常男性的癌症发病率高于女性，尤以肺癌、肝癌、胃癌、食管癌为甚，女性比男性发病率高的只有胆囊、甲状腺、乳腺的癌症。2006 年，我国癌症标化死亡率男女性别比在城市约为1.6∶1，在农村约为 1.8∶1，且随着年龄增长逐渐增高。

 北京市恶性肿瘤的发病率和死亡率情况如何?

根据北京市肿瘤防治研究办公室的监测资料分析，自 20 世纪 90 年代起，北京市的恶性肿瘤发病率和死亡率呈现明显上升趋势，2000—2009 年，北京市恶性肿瘤年平均增长率为 4.6%。2007—2010 年，恶性肿瘤超过了心脑血管疾病，已连续四年成为北京市居民的首位死因，平均每四名死亡者中，就有一名死于癌症。目前，北京市男性恶性肿瘤发病率前五位分别是肺癌、结/直肠癌、肝癌、胃癌和食管癌，女性恶性肿瘤发病率前五位分别是乳腺癌、肺癌、结/直肠癌、子宫体癌和甲状腺癌（图1），癌谱排序已呈现类似发达国家的变化趋势。

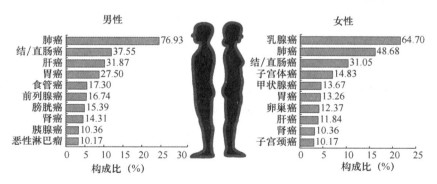

图 1　2010 年北京市前十位恶性肿瘤发病率分别在男、女性中的排序

 不同年龄的人分别容易患什么癌?

任何年龄的人群均可患癌症，一般是随着年龄的增长发病率呈上升趋势。但不同的癌症有其相应的高发年龄：儿童期以白血病、脑瘤和恶性淋巴瘤为最常见；青壮年时以肝癌、胃癌和白血病最常见；中老年期则以肺癌、胃癌、食管癌等最常见。

常见的癌症年龄别发病率变动类型有：

（一）婴儿期高峰型

在婴幼儿时期发病率最高，以后明显下降，如肾母细胞瘤等。

（二）持续升高型

发病率随年龄增长持续升高，提示致癌因素在人一生中持续存在，如胃癌、食管癌、膀胱癌。

（三）先上升后下降型

发病率上升至一定年龄后下降。如宫颈癌发病率在更年期前出现高峰，更年期后明显下降，提示可能与机体生理状况的改变有关。又如肺癌死亡率在 70 岁后有所下降，一是可能受到了出生队列的影响，二是提示致癌因素在不同时期的作用强度不同，三是可能与老年人的易感性降低有关。

（四）双峰型

发病率在整个生命过程中出现两个年龄高峰。如乳腺癌在青春期和更年期分别出现一个高峰，提示绝经前、后乳腺癌的致癌因素可能存在差异。

五　真的有癌症高发区吗？我国各地区居民癌症发病情况有何不同？

世界不同地区，癌症的发病情况存在着很大的差异，并不是随机分布的。从总体趋势上看，癌症在发达国家的发病率要高于发展中国家，但发展中国家的发病率也在快速上升。

在同一国家不同地区，癌症的发病情况也存在着很大的差异。比如在我国，肝癌主要集中在东南沿海地区，南方的发病率高于北方。个别癌症具有一定的地区聚集现象，比如鼻咽癌，主要集中于广东的肇庆、佛山、广州和广西的梧州地区，因此鼻咽癌又有"广东癌"之称；而山东临朐、辽宁庄河、福建长乐、甘肃武威又是我国胃癌的高发区；食管癌高发区主要集中在北方，其中在河南、河北、山西三省交界处的食管癌发病区呈同心圆分布，发病率由中央向周围逐渐降低。结/直肠癌在我国的高发地区主要集中在上海、福建、浙江、江苏、内蒙古、山西等省/市/自治区；乳腺癌主要集中于我国的江苏、上海、北京、天津、辽宁和吉林等省/市。

我国地域广袤，环境差异较大，癌症的发病在城乡之间也存在着差异。在城市，男性发病率最高的是肺癌，女性为乳腺癌；在农村，男性和女性发病率最高的均为胃癌。近年来，城乡癌症的发病率均呈上升趋势，但农村癌症发病率增长的速度明显高于城市，正处于由发展中国家高发癌谱向发达国家高发癌谱过渡的时期，呈现发展中国家与发达国家高发癌谱并存的局面。

（王　宁　杨　雷　孙婷婷）

 与过去相比，我国癌症发病率和死亡率有什么变化？

自 20 世纪 70 年代至今，我国癌症的发病率和死亡率一直呈明显上升趋势。居民癌症死亡率在 1990—1992 年为 108.26/10 万，2004—2005 年上升为 135.88/10 万。全国范围的癌症流行现状为：在消化道肿瘤高居不下的同时，肺癌、乳腺癌等又呈显著上升趋势，呈现发达国家与发展中国家高发癌症并存的局面，使我国癌症的防治面临更大的困难。

癌症发病率和死亡率的时间动态变化与人口老龄化、人们的生活行为方式以及环境的改变有关：

（一）人口老龄化

自 1999 年起，中国就进入了老龄化社会。2010 年第六次全国人口普查显示，我国老龄化程度更加严重，65 岁以上人口已达 8.87%，比 10 年前上升了 1.91%。癌症的发病率随年龄增长呈上升趋势，所以目前癌症发病率连年攀升与我国老龄人口构成的增加有密切关系。

（二）生活行为方式的变化

随着社会经济的发展、科学技术的进步以及健康教育的开展，人们的生活方式、饮食和行为习惯都发生了相应的变化，如吸烟，长期大量饮酒，以及日常膳食中谷类和蔬菜摄入减少，肉类和脂肪摄入量增加，身体活动减少，心理焦虑、紧张，这些变化可导致某些癌症发生的风险增加。但与此同时，随着个人卫生和营养状况的改善，居民对自身健康的关注增加，定期体检和早期预防措施的实施，又可使某些癌症的发病率有所降低。

（三）环境的改变

工业化和城市化的进程中空气、水、土壤受到污染，自然生态平衡遭受破坏，使人群中某些癌症的发病风险增加。

（潘凯枫　孙婷婷）

第二章

了解致癌因素

你会患癌症吗？了解以下知识，癌症的雷区不要踩，危险就会远离你……

 一 癌症会遗传吗？

迄今为止，人们一直在探讨遗传因素和癌症之间的关系。有越来越多的证据表明癌症与遗传有着密切联系。癌症存在着种族差异且有家族聚集现象，某些遗传缺陷患者容易患癌症，这些都提示遗传因素在癌症发生中起着重要的作用。

比如中国人鼻咽癌发病率居世界各民族之首，即使在海外也是如此，如新加坡的中国人、马来人和印度人鼻咽癌发病率的比例为 13.3：3：0.4；在日本，中国人和日本人的鼻咽癌发病率之比达 14.04：0.23；移居到美国的华人，他们的鼻咽癌患病率也比美国白人高 30 多倍。黑人很少患睾丸癌、皮肤癌。日本人松果体瘤的发病率比其他民族高 11～12 倍，但乳腺癌的发病率却远低于欧美白人。

此外，癌症的家族聚集现象也引起了我们的重视。曾经有报告显示，一个癌家族，经过 70 多年的调查，在其 842 名后裔中共发现 95 名癌症患者，后来科学家判断这属于常染色体显性遗传。而日常生活中，大多数癌症属于散发，其中一部分患者有家族史，子女从父母身上继承了一种比其他人更易患某种癌症的遗传倾向，使这类癌症呈现一定的家族聚集性，如乳腺癌、结肠癌、胃癌、肺癌等。

在种类繁多的癌症中只有少数具有遗传性，且多发生在婴幼儿时期，如视网膜母细胞瘤、肾母细胞瘤、神经母细胞瘤等。家族性结肠息肉病是一种常染色体显性遗传疾病，发病从青少年开始，随年龄增长，息肉越来越大、越来越多，经过多年的演变可能会发展为结/直肠癌。

上述研究说明癌症具有一定的遗传倾向，但并不意味着它就是一种遗传病，会百分之百遗传给后代。遗传性癌症虽然是比较严重的遗传病，但在所有癌症的发病中所占比例很小，约为1%左右。绝大多数癌症是环境和个体遗传易感性共同作用的结果，而其中环境因素又是主要原因，所以改善环境，让人们养成良好的生活方式，或利用易感基因筛查出癌症的高危人群以提早预防和诊治，那么大部分癌症可以得到预防和良好控制。

 癌症会传染吗？

癌症会不会传染？这是癌症患者和亲友们都十分关心的问题。人类与癌症的斗争已经有很久的历史，但到目前为止尚未发现癌症发生传染的确凿证据。

但是为什么我们常常发现同一家庭中的成员（如夫妻、父子、母女、翁婿）会患同一种癌症？如果说亲子、兄弟姐妹之间是由于家族遗传性的影响，那么没有血缘关系的夫妻、翁婿为何会同患癌症？如夫妻同患肝癌、岳父和女婿都患了肺癌等。

这一方面是由于同一家庭中的成员生活方式相近，可能接触同一种致癌因素，如都吸烟（或吸入二手烟）或从事相同的职业（矿下作业等），最终引起肺癌；另一方面是由于某些癌症与病毒感染有关。如乙型肝炎病毒可以通过血液和其他体液传播，所以夫妻之间可能传播肝炎病毒，感染肝炎病毒的母亲也可把病毒传染给孩子，而乙型肝炎长期不愈可引起肝硬化，少数患者会发展为肝癌；又如男性第一任妻子患宫颈癌，其第二任妻子患宫颈癌的风险要远高于一般妇女，这可能与经性传播的 HPV 病毒（人乳头瘤病毒）感染有关；而常见于广东沿海地区的鼻咽癌，其发生与 EB 病毒感染有关，而 EB 病毒的主要传播途径是唾液交换（如接吻）；此外，某些恶性淋巴瘤可能也与病毒感染有关。

所以说，癌症本身并不直接具有传染性，一般情况下无须将患者与家人隔离，而上述与病毒感染有关的癌症要引起人们的重视，这类癌症患者的分泌物、血液、粪便应予以消毒处理。

我们呼吸的空气中有致癌物吗？

有专家指出，我们生活的外环境恶化是癌症发病率不断上升的重要诱因之一。大环境污染不仅仅是国家的事情，更与我们每个人的健康息息相关。如工业生产和汽车交通，使大量有毒、有害气体被排放到大气中，其中的多环芳烃类具有较高的致肺癌活性。空气中的污染物在光照的条件下会发生一系列的化学反应，产生另外的污染物，造成"二次污染"。空气污染使肺癌的发病率明显升高，城市居民肺癌发病率位于各癌之首，而且全球肺癌的死亡率也大大上升，所以加强空气污染的治理对于癌症的预防非常重要。

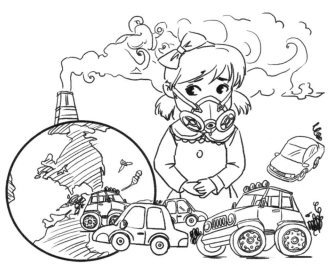

室内空气的污染也会增加肺癌的发病风险。一方面是"厨房杀手"的作用，烹饪方式中的煎、炸、烤会产生一定量的致癌气体，若没有安装或科学使用抽油烟机会造成厨房通风差，上述致癌气体不能及时排出，对呼吸道会产生很大的危害，这点应引起家庭主妇们的足够重视；另一方面是居室装修的影响，人的一生有三分之一的时间是在床上度过，一半的时间是在家庭居室中度过，如果选择的装修材料不合格，会散发出各种有毒、有害气体，如建筑材料花岗岩、碱性岩等石材易散发出惰性气体氡，氡被我们吸入后蓄积在肺部，不断衰变造成长期内辐射，从而诱发肺癌。此外，建筑装饰中使用的大量化工原材料如涂料、填料和有机溶剂中含有大量的苯，吸入后可以引起急性苯中毒或慢性苯中毒，后者可出现造血功能障碍，引起再生障碍性贫血、全血细胞减少症和白血病等。

四 紫外线和电离辐射会引起癌症吗？

紫外线可以杀菌消毒，适当晒太阳有利于促进人体维生素 D 的合成，进而促进骨骼发育。但过度照射紫外线对人体是有害的。有研究表明，长时间暴露于紫外线辐射中不仅可造成皮肤的急性光损伤，如红斑、炎症，还会使皮肤老化，出现皱纹、斑点，更严重的会导致细胞 DNA 的损伤，引起皮肤癌，主要为皮肤基底细胞癌和鳞状细胞癌。

电离辐射也是已经确定的物理性致癌因素。在发现 X 线后不久，就有研究指出射线会导致皮肤癌。电离辐射包括天然辐射和人工辐射，前者如宇宙射线，地球本身的射线，空气中氡气的衰变以及各种食物、饮料中的天然放射性核素；后者包括医疗放射、核工业产生的废物或泄漏、工业用射线等。电离辐射产生的自由基会导致细胞 DNA 断裂或结构改变，从而引起细胞的生物学性状和生长、增殖方式改变，最终引发癌症。电离辐射的致癌作用受到种族，年龄，个体遗传易感性，器官敏感性和放射的剂量、方式等因素的影响。对辐射敏感度较高的组织器官有生殖腺、骨髓、淋巴组织，其次为皮肤、晶状体和消化道。

电离辐射可导致白血病、皮肤癌、肺癌、乳腺癌、甲状腺癌、骨肿瘤、多发性骨髓瘤和淋巴瘤等。第二次世界大战期间，原子弹在日本广岛和长崎爆炸后，当地幸存居民白血病和各种实体瘤的发病率均高于其他地区居民。前苏联切尔诺贝利核电站的核泄漏事故发生后，该地区白血病、甲状腺癌等癌症发病率也大大增加。

 五 长期使用手机会患脑瘤吗？

从 20 世纪 80 年代至今，全球手机用户迅速飙升至 50 亿，而手机带来的电磁辐射是否会引起癌症在近年来也成为医学领域中备受争议的问题。

电磁辐射分为电离辐射和非电离辐射，后者又包括紫外线辐射、可见光、红外线辐射、微波和高频电磁场，其中微波和高频电磁场统称为射频辐射。手机所涉及的辐射主要为射频辐射，波长在毫米级。目前我们已经基本确定电离辐射是致癌因素，而射频辐射作为非电离辐射的一种，有致热效应（如微波可以加热物体）和非致热效应（对中枢神经系统、内分泌、免疫和生殖功能的影响），这可能与长时间接听手机后头部和耳朵发热、疼痛有关。但至于长期使用手机是否致癌，目前大多数学者的看法是，还没有足够的证据显示两者间的关联。

世界卫生组织近期发布的一份评估报告称"手机可能致癌"。有一些证据显示，手机可能带有某些致癌风险。如瑞典的一项研究表明，青少年、儿童使用手机会使脑肿瘤的发生概率增加 4 倍，使用手机达 10 年以上的成年人患听神经瘤和神经胶质瘤的风险也大大增加。但上述研究的证据并不充分，"手机可能致癌"并非结论性的评估，只提示了一种可能性，若要明确手机辐射和癌症的关系，还需要进一步的研究。在日常生活中，我们需要适当提高警惕，做好对手机辐射的防护即可。

 六 某些病毒、细菌、真菌和寄生虫也会诱发癌症吗？

地球上存在着大量微生物，在与人类共存的过程中，部分微生物对人类有益或者影响不大，还有一部分是有害的。在癌症发病的环境因素中，除了化学因素和物理因素，生物因素（包括病毒、细菌、真菌和寄生虫等）也是重要的一方面。研究表明，有些癌症和上述微生物有关。

（一）病毒感染

嗜肝病毒科对肝有亲和性和致癌性。嗜肝病毒科包括各种肝炎病毒，其中乙型肝炎病毒（HBV）和丙型肝炎病毒（HCV）感染与人类肝细胞癌的发生有关。流行病学调查结果显示，乙肝病毒感染率高的地区，肝癌发病率也高，乙肝病毒表面抗原阳性携带者发生肝癌的危险要明显高于阴性者。但乙型或丙型肝炎病毒也不是肝癌的唯一病因，它们可能与其他因素（如化学致癌物亚硝胺和黄曲霉毒素等）"齐心协力"，共同破坏肝细胞，引起细胞损害和再生，导致癌变发生。

疱疹病毒科可以引起潜伏感染，其中 EB 病毒与人类关系最密切。EB 病毒是鼻咽癌、Burkitt 淋巴瘤、T 细胞淋巴瘤和霍奇金淋巴瘤的重要病因。但目前尚不能认为 EB 病毒是鼻咽癌发病的唯一原因，人群的个体遗传易感性和其他环境因素也可能对鼻咽癌的发病有重要影响。

人乳头瘤病毒（HPV）感染可以引起一些良性肿瘤，如乳头状瘤、纤维瘤和疣。尤其值得重视的是，HPV 感染还可以引起恶性肿瘤——子宫颈癌，近年来有研究认为 HPV 感染还可能与舌癌、喉癌有关。

还有人类 T 淋巴细胞白血病病毒，属于 RNA 病毒中的 C 型病毒，与成人 T 淋巴细胞白血病有关。人类免疫缺陷病毒（HIV）感染会引起艾滋病，破坏机体的免疫系统，所以 HIV 本身并不直接引起癌症，而是通过导致人体免疫功能缺陷，使人体患各种癌症的风险增加，如宫颈癌、淋巴瘤和 Kaposi 肉瘤等。

（二）细菌或真菌

科学家们发现，除了病毒之外，细菌和真菌也可能在某些癌症的发生中扮演重要角色。如幽门螺杆菌感染，不仅会损伤胃黏膜，引起炎症反应，还会产生各种内源性自由基，诱发 DNA 损伤、细胞恶性转化和增殖。幽门螺杆菌感染与胃炎、胃溃疡和胃癌的发生均密切相关。某些真菌也与癌症发生有明确关系，如霉变食物中黄曲霉菌、杂色曲霉菌产生的黄曲霉毒素，会引起人类的肝癌。产生灰黄霉素的青霉菌可诱发小鼠甲状腺癌或肝癌。当霉菌毒素与食物中的亚硝胺起协同作用后，可促进食管癌的发生。

（三）寄生虫感染

早在 1900 年人们就发现，在埃及，膀胱癌的发生与当地血吸虫病的流行"齐头并进"，提示了寄生虫感染与癌症发病的关系。目前已经有证据可以证明，在埃及，居民血吸虫感染的确与膀胱癌的高发有关。

（孙婷婷　王　宁　杨　雷）

 ## 七　危险的职业杀手——职业性致癌因素有哪些？

人们因在工作环境中长期接触致癌因素，经过较长潜伏期后患的某种特定肿瘤，称为职业性肿瘤。职业暴露对癌症发病的影响早在 16 世纪就被人们所认识，如 1700 年意大利科学家 Ramazzini 注意到修女乳腺癌的发病率高于一般妇女；1775 年英国外科医生 Pott 发现，反复接触煤烟导致伦敦扫烟囱工人的阴囊皮肤癌发病率明显增加；1915 年日本学者 Yamagiwa 和 Ichikawa 发现，给兔耳表面涂煤焦油后可导致皮肤癌的发生。

职业性的致癌因素包括化学性、物理性和生物性因素，其中化学性致癌因素最常见。这些职业性致癌因素被人们形象地称为"职业杀手"。

目前国际上已经公认的职业性致癌因素及其导致的恶性肿瘤主要有：燃煤烟灰引起阴囊皮肤癌，由于阴囊皮肤接触煤灰中煤焦油类物质所致，包括苯并芘和少量其他多环芳烃；沥青、煤焦油、木馏油引起皮肤癌，可在癌变前先出现接触部位的煤焦油黑变病、痤疮和乳头瘤，之后演变为皮肤癌，常见于面、颈、前臂和阴囊；页岩润滑粉引起阴囊癌；焦炉煤气、铬酸盐、氯甲醚引起肺癌；砷酸盐引起皮肤癌、肺癌，常见于从事有色金属冶炼特别是铜冶炼的工人；镍引起鼻腔癌和肺癌；石棉引起肺癌、胸腹膜间皮瘤，致癌作用强弱与石棉种类和纤维形态有关，肺癌是威胁石棉工人健康的一种主要疾病，从接触到发病的潜伏期约为 20 年；芥子气引起肺癌和上呼吸道癌；氯乙烯引起肝血管肉瘤，多见于接触高浓度氯乙烯的清釜工人，潜伏期从 10～35 年不等；接触高浓度苯引起白血病，多数在接触后数年至 20 年发生，短者可仅为 4～6 个月，发病前通常先发生全血细胞减少或再生障碍性贫血；α-萘胺、β-萘胺、联苯胺、4-氨基联苯等芳香胺类引起膀胱癌，多见于生产萘胺、联苯胺的化工行业，或染料、橡胶添加剂、颜料制造业；物理因素所致的职业性肿瘤，主要是电离辐射引起，如白血病、肺癌、皮肤癌、脑瘤、甲状腺癌、乳腺癌和骨肉瘤等，与长期接触放射线且无有效防护有关。

（潘凯枫　孙婷婷）

 ## 吸烟为什么能致癌？

烟草是很强的致癌物。烟草中至少含有 80 种已知具有致突变作用的致癌物，其中包括砷、镉、氨、甲醛和苯并芘，每种物质都具有独立的致癌机制。例如，经代谢活化后，苯并芘的衍生物——苯并（α）芘环氧化物能在肺表皮细胞中形成 DNA 加合物。与不吸烟者相比，吸烟者血液中的 α-生育酚、β-胡萝卜素、玉米黄质和抗坏血酸等一些抗氧化微量营养素浓度较低。

从全球范围来看，大约 80% 的男性肺癌患者和 50% 的女性肺癌患者是由吸烟引起的。吸烟不仅会给自身健康带来危害，还可造成周围的人被动吸烟，影响他人的健康。2009 年，《新英格兰医学杂志》刊登了我国一项大型前瞻性队列研究显示，我国 40～79 岁人群中由吸烟所致死亡的前三大类疾病分别是癌症、心血管疾病和呼吸系统疾病。2009 年，全国 67.3 万人死于与吸烟相关的肺病和心血管疾病。因此，为了您和他人的健康，请从戒烟做起。

饮酒会增加患癌的危险吗?

"感情深，一口闷。"人们把酒当成社交和职业需要的"润滑剂"。含酒精饮料能引起人们情绪变化，缓解压力，但它也会导致其他不良后果。越来越多的证据充分表明，含酒精饮料是口腔癌、咽癌、喉癌、食管癌、男性结/直肠癌和乳腺癌的病因之一，含酒精饮料很可能是肝癌和女性结/直肠癌的病因之一。酒精已被世界癌症研究基金会列为人类致癌物，含酒精饮料导致各种癌症发生的程度取决于饮用的量，而与酒精饮料的类型无关。

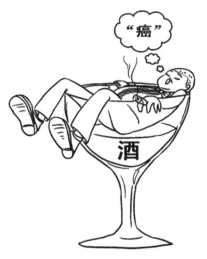

酒精的活性代谢产物（如乙醛）具有致癌作用，酒精还能作为溶剂促进致癌物进入细胞。研究表明，酒精能够影响啮齿类动物维生素 A 的状态，进而对细胞增殖、分化和凋亡造成不利影响，基因多态性能在以上各个环节影响癌症发生的危险性。大量饮酒还可能导致膳食中缺乏某些必需的营养物质，使组织对致癌作用更加敏感。酒精可通过多种方式干扰雌激素通路，影响激素水平和激素受体。酒精还是烟草的协同致癌物，烟草会导致 DNA 发生特异性突变，这些突变在酒精存在时无法有效修复。目前，没有证据给出含酒精饮料的"安全限量"，但有充分证据表明，每天摄入酒精量超过 30 毫升是男性患结/直肠癌的原因之一。

 超重和肥胖会增加患癌的风险吗?

首先，我们要了解如何判定身体的肥胖度。世界卫生组织（WHO）把体质指数（BMI）作为身体肥胖的测量指标，BMI（kg/m²）是公斤体重除以身高的平方得出的。BMI 介于 18.5～24.9 之间通常定义为"正常"，BMI 大于或等于 25.0 为超重，大于或等于 30.0 为肥胖。

超重或肥胖增加了患某些癌症的风险，如乳腺癌。有研究证明，减少绝经后女性体重和超标的脂肪含量，可避免 15%～20% 的绝经后乳腺癌。肥胖影响体内许多激素和生长因子的水平，肥胖者体内的胰岛素生长因子（IGF-1）、胰岛素和瘦素水平升高，这些因子能促进癌细胞的生长。此外，脂肪（特别是腹部）可增加胰岛素耐受，胰腺通过增加胰岛素的分泌进行补偿，而高胰岛素血症会增加患结肠癌、子宫内膜癌及胰腺癌的风险。

另外，肥胖的特征之一是具有低度的慢性炎症状态，脂肪细胞合成促炎症因子，产生炎性细胞因子的作用，这种慢性炎症可促进癌症发生。

因此，专家建议：根据不同人群的正常范围（成人 BMI 保持在 21～23 之间），保持健康体重可能是预防癌症的最重要方法之一。同时也可减少患高脂血症、高血压、冠心病及 2 型糖尿病的风险。

十一　你知道食物中也有致癌物吗?

食物可能会受到天然和人造致癌物的污染，如我们较熟悉的黄曲霉素 B，就是一种由曲霉菌产生，常见于谷物和花生中的污染物。它是一种明确的肝癌致病因素。

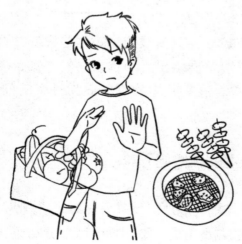

有些致癌化合物在食物制备过程中形成，如杂环胺是肉类在高温下烹调而形成，高温是杂环胺形成的最重要因素。煎、明火烤和炭火烤产生的杂环胺最多。

有些 N-亚硝基化合物是致癌物，在添加硝酸盐或亚硝酸盐的食物中形成，如盐腌或加入防腐剂以及烟熏或晾干等方式保存的鱼和肉。这些致癌物还可以在已摄入的含有硝酸盐和亚硝酸盐的食物中形成。N-亚硝基化合物可在食用大量红肉或服用亚硝酸盐补充剂者的胃肠中产生。所以专家不建议食用烟熏、风干、盐腌或加入防腐剂保存的食物。

（李萍萍）

 哪些药物可能有致癌性？

"是药三分毒。"某些药物使用不当，可能也会成为一种致癌因素。

如常用于治疗妇女习惯性流产等症的己烯雌酚，会导致阴道腺癌发病率增加；治疗妇女绝经前症状的雌激素，增加子宫内膜癌的发病风险；抗生素中的氯霉素可能会引起白血病；治疗厌氧杆菌与阴道滴虫的甲硝唑，在动物实验和体外实验中均发现其具有致癌、致突变作用，但在人体中尚未被证实；抗癫痫药乙内酰脲类在孕期服用可能导致胎儿畸形，也有分娩后小儿患神经母细胞瘤的报道；某些抗癌药可能在治疗的同时也会诱发另一种癌症，如左旋苯丙氨酸氮芥在治疗骨髓瘤时，可能会引发急性白血病。硫唑嘌呤、甲氨蝶呤、环磷酰胺等在治疗癌症时，也可能导致其他癌症发生。

 精神心理因素也与癌症有关吗？什么性格的人更容易患癌症？

随着人类疾病谱的变化以及"生物-社会-心理"医学模式的建立，人们对社会心理因素与各种疾病之间的关系日益重视起来。以前人们对癌症的病因学研究多局限于化学、物理和生物学的范畴，目前有观点认为，癌症也是一种心身疾病。除了外部环境中的致癌因素，人的情绪和心理也与某些癌症发生和发展有着密切关系。

有研究者发现"好生闷气"和"生气吃饭"与胃癌的发生有很大

关系。有科学家对 250 个癌症患者与其他病种的住院患者的生活史进行了对比分析，发现很多癌症患者的生活经历存在以下特点：①童年时内心的孤独，与周围环境孤立，和父母关系紧张或存在敌意；②青年时代面临工作和生活的压力，长期的情绪低落；③一些突发生活事件的打击，如失恋、失业、至爱的亲人死亡、与子女离别等。上述生活事件发生后，内心无法排解的悲哀、愤怒和长期的消极压抑，可能在癌症的发生中具有重要作用。临床上也有些存活了 10 多年的癌症患者突然复发，他们多在复发 6～18 个月前受到某些生活事件的打击。

另外，个性人格可能也与癌症的发生有关。心理学家将人的性格分为 A、B、C 型。其中 A 型性格的人比较争强好胜，办事风风火火，急躁易怒，容易激动和紧张，这类性格的人容易患冠心病等心脏疾病，又被称为"心脏病性格"。B 型性格与 A 型性格相反，是一种舒缓的、善于自我调节的性格特点，B 型性格的人不慌不忙，随和易处，没有过多的紧张和压力，可以轻松愉快地对待生活中的不顺，往往身体比较健康。而 C 型性格的人表现为少言寡语、多愁善感、逆来顺受、抑郁内向，他们虽然表面上不大发脾气，但是一直在压制自己内心的愤怒，为了使别人高兴不惜牺牲自己的需要和愿望，过度忍让。C 型性格的人患癌症的危险要远高出一般人，又称为"癌症性格"。林黛玉扮演者陈晓旭因患乳腺癌离开了我们，她是一个典型的 C 型性格的人，她性格内向、敏感、情绪压抑、压力大，她患乳腺癌可能与这种性格有很大关系。但性格与癌症的关系并无定论，C 型性格的人也不是一定会患癌症，患癌的人毕竟是少数，所以 C 型性格的人不必要因此产生心理压力，只要积极调整，同样可以拥有健康的身心。

（孙婷婷　王　宁）

第三章

生活方式与癌症预防

> 世界卫生组织提出：吸烟、过度饮酒、肥胖、不健康饮食、缺乏运动是癌症发生的重要原因。因此，管住嘴，迈开腿，才能让癌症远离你……

 癌症既然是一种基因病，我们还能改变它吗?

癌症是一种基因病，但仅有一小部分是遗传性的。在人类长期的生命活动中，体内基因容易发生有益或有害的突变。流行病学证据表明，仅有5%～10%的癌症是直接由与癌症相关的遗传基因引起的，大部分癌症与细胞内遗传物质改变和损伤的长期积累有关。损伤的原因包括内源性和外源性的。食物、营养、身体活动是癌症发生过程中的重要环境因素，而这些是可以改变的。这些环境因素包括：吸烟和通过其他途径使用烟草、感染、辐射、工业化学物和污染、药物以及食物、营养、身体活动等许多方面。国际抗癌联盟（UICC）发布报告称：若戒烟、节食、限制饮酒、有规律锻炼和接种针对致癌感染的疫苗，约40%的癌症是可以预防的。

这是一个好消息，它告诉我们，科学的生活方式、健康的环境因素可以避免癌症的发生。

多吃蔬菜、水果与降低癌症的风险有关吗?

目前普遍认为,富含蔬菜和水果的膳食有利于健康,重要的原因是蔬菜、水果中含多种微量营养素和其他生物活性物质,如类胡萝卜素(包括 β-胡萝卜素和番茄红素)、叶酸、维生素 C、维生素 D、维生素 E、槲皮素、维生素 B_6 和硒等。这些物质在防止细胞蛋白质和 DNA 的氧化损伤方面起着重要作用。

所有蔬菜都含数量不等的类胡萝卜素,尤其是红色和橙色蔬菜,如南瓜、红(青)辣椒、胡萝卜、番茄、哈密瓜。β-胡萝卜素还存在于绿色水果和绿叶蔬菜中,如西兰花、菠菜和生菜等。

B 族维生素中的叶酸是保持人体健康的必需物质,参与人体内多条代谢通路,特别是嘌呤和嘧啶的合成,它们是 DNA 合成和细胞复制所必需的。叶酸的来源主要有动物肝、豆类、菠菜、莴苣、橘子和木瓜等。

维生素 C 是合成胶原所必需的物质,并具有抗氧化的作用,是一种水溶性维生素。由于人自身不能合成维生素 C,所以必须从膳食中获得。维生素 C 的天然膳食来源主要是蔬菜和水果,如猕猴桃、椰菜、柑橘类水果、草莓、马铃薯等。

维生素 E 具有很强的抗氧化作用,是脂溶性维生素。它最主要的膳食来源是植物油如棕榈油、玉米油、大豆油、橄榄油以及坚果、葵花籽等,小麦芽中也含有维生素 E。

维生素 B_6 是一类水溶性维生素,参与神经递质的合成、红细胞的形成、烟酸的合成、类固醇激素的功能和核酸的合成。它的膳食来源主要有番茄、鱼、猪肉、肝、绿叶蔬菜、豆类、坚果等。

硒是一种微量元素,以多种化学形式存在,大剂量时具有毒性。膳食中微量的硒是人体必需的,其主要来源包括巴西果、鱼、全谷物、麦芽和葵花籽等。

槲皮素属于类黄酮物质,是多酚的一种。许多体内外实验表明槲皮素具有抗氧化活性,从而进一步发挥多种生物学活性,如减轻炎症等。槲皮素存在于多种食物中，如苹果、绿茶、红茶、洋葱、红葡萄、绿叶蔬菜等。

"民以食为天"。人们每天都通过进食从膳食中摄取各种营养，而这些营养物质参与体内组织细胞的代谢、更新与修复。所以千万不要小看蔬菜、水果在身体健康方面的作用。

 ## 三 蔬菜生吃营养价值高吗?

世界各地的饮食习惯不同。在我国，一般来说蔬菜都要经过烹调后食用。大部分烹调方法会降低蔬菜中营养素的含量，降低的程度因烹调方法和蔬菜所含营养素成分的不同而异。虽然生蔬菜中营养素的含量较高，但烹调蔬菜中的营养成分更易被人体吸收。你知道哪些营养素在烹调后生物利用度更高吗?

含有类胡萝卜素的蔬菜烹调后和做汤（尤其是加入油）会增加胡萝卜素的生物利用度，因为这些化合物是脂溶性的，这就包含了一大类有色蔬菜，而生吃在小肠的吸收率仅为 5%～50%。

同样，烹调或加工后可使番茄中的番茄红素（另一种类胡萝卜素）的生物利用度升高。番茄酱中的番茄红素生物利用度较生番茄提高 4 倍。番茄沙司、番茄汤或炒番茄等都能显著增加番茄红素在消化道的吸收。

蔬菜的营养成分要被人体吸收才有营养价值。所以，不能盲目地认为生吃就好。

 ## 四 谷类食物有营养吗?

谷类主要指小麦、大米、玉米、高粱、大麦、燕麦、黑麦等。

谷类的外层（麸皮）含有非淀粉类多糖，即我们常说的含膳食纤维的糖类。流行病学研究发现，富含膳食纤维的食物与降低多种慢性病的发生相关，如糖尿病、冠心病、结肠癌等。

谷类中还含有蛋白质、油脂、B 族维生素、维生素 E 及各种微量元

23 ●

素、植物化学物等，其中某些具有生物学活性，如抗氧化作用。

全谷粒含有必需脂肪酸，被去除外皮和进一步细加工后，剩下的主要是淀粉和蛋白质。

因此，谷类也具有营养价值，我们提倡全谷粒或粗加工，以保证谷类的营养成分。当然也要根据人们的口味、消化功能、身体状况进行选择。

吃膳食补充剂能预防癌症吗？

最好的营养来源是食物和饮料，而不是膳食补充剂。源自食物相关的研究证据表明，食物为膳食提供了各种微量营养素。包括粗加工的谷物、蔬菜、水果、豆类以及各种动物性食物在内的食物，可提供充足的维生素 A、叶酸、包括维生素 B_{12} 在内的其他 B 族维生素、维生素 C、维生素 E、硒、铁、锌、钾、钠等。

在一些特定的、通常是高危人群中进行的研究提示，某些补充剂对癌症有预防作用，但这些结果不一定适用于普通人群，他们的受益情况可能不同。有证据表明高剂量营养素补充剂可能有保护作用，也可能诱发癌症，而且可能产生意想不到的副作用。

专家建议，对普通健康人，最好通过高营养素膳食来解决营养素摄入不足的问题，而不是通过补充剂。因为补充剂不会增加其他可能的有益食物成分的摄入。因此，最好通过日常膳食增加相关营养素的摄取。

具有癌症预防作用的膳食主要指哪些？

大多数具有癌症预防作用的膳食主要是由植物来源的食物组成的，是指富含营养素、膳食纤维（也富含非淀粉多聚糖）以及低能量的植物性食物为主的膳食。非淀粉类蔬菜和水果由于能量密度低，有益于预防体重增加，可能对某些癌症的预防有益。

非淀粉类蔬菜包括绿色叶菜、西兰花、茄子、油菜（不包括土豆、芋头、白薯）。非淀粉类根类和块茎类食物包括胡萝卜、蕉青甘蓝和萝卜，这些食物都含有大量膳食纤维和各种微量营养素，并且能量密度低，有利于保持健康体重，这些以及非动物来源的食物是专家重点推荐的每餐食品。

 ## 七 不吃红肉能防癌吗？

"红肉"主要是指牛肉、猪肉、羊肉，包括加工过的（如熏、腌制或加入化学防腐剂）肉制品。专家用综合方法获得的证据表明，如果摄入适当，许多动物源性食物也是有营养和益于健康的。适当的量是指摄入肉类的重量，大致换算如下：300 克煮熟的红肉相当于 400～450 克生肉，500 克煮熟的红肉相当于 700～750 克生肉。肉类是营养素的重要来源，尤其是蛋白质、铁、锌和维生素 B_{12} 等。专家建议每周摄入量少于 500 克，尽可能少吃加工的肉类制品。过多的动物脂肪膳食能量相对较高，体重增加的危险性也加大，很可能是某些癌的诱因之一。因此，少量食用红肉有益健康，大量则不益于健康。

 ## 八 为什么要改变久坐的生活方式？

什么是久坐的生活方式呢？包括久坐行为和久坐活动，如长时间看电视、电脑前工作和读书等。

通常专家根据能量消耗和活动强度，把人的身体活动分为重度身体活动、中度身体活动、轻度身体活动和久坐活动。对久坐生活方式的人来说，很可能造成体重增加、超重或肥胖，而后者则是某些癌症的病因。研究表明，低水平的身体活动可能是结肠癌、乳腺癌（绝经后期）和子宫内膜癌的病因。世界癌症研究基金会的专家通过大量身体活动和癌症危险性方面的证据得出结论：身体活动对结肠癌具有预防作用的证据是充分的，很可能对绝经后乳腺癌和子宫内膜癌有预防作用，对绝经前乳腺癌的预防作用证据有限。

人类在其生命的进化过程中已经适应了身体的活动性，久坐的生活方式是不健康的，因此专家建议，每天应进行至少 30 分钟的中度身体活动（相当于快走），随着身体适应能力的增加，每天应进行 60 分钟以上的中度身体活动或 30 分钟以上的重度身体活动，避免久坐如看电视等不良生活习惯。

为什么提倡积极的身体活动？

随着工业化、城市化和现代化的进展，人们的工作和生活习惯也发生了很大变化，特别是一些职业活动，如专职司机、使用电脑工作等，使人们的身体活动大大减少。在美国进行的几项大型研究表明，身体不活动与总的癌症发生率和死亡率增加有关。

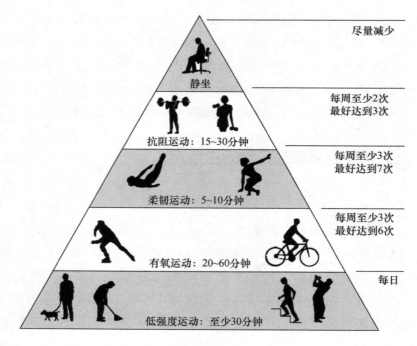

身体活动、加强锻炼能预防某些癌症。大量来自前瞻性研究的流行病学证据表明，身体活动可降低胰岛素抵抗，减少消化道转运时间和内源性类固醇激素的代谢及血液循环中的激素水平。身体活动水平、频率和强度越高，患结/直肠癌的危险性越低。锻炼还可以增加健康者血液中内源性血管内皮生长因子（VEGF）抑制剂的水平，从而降低血浆中 VEGF 的浓度，而血管生成作用是生长组织包括肿瘤的营养供给基础。

身体活动和健康的关系是持续的。进行有规律的、持续的锻炼能预防某些癌症，并防止体重增加、超重和肥胖，从而预防与肥胖相关的癌症发生。每天抽出 30 分钟以上的时间进行锻炼，将从事积极的身体活动作为日常生活的一部分。保持您的健康，从每天积极的身体活动开始，并持之以恒。

（李萍萍）

 ## 怎样进行心理调节来预防癌症？

我们已经知道，精神心理因素和癌症的发病息息相关。长期的情绪压抑和内心的绝望常常会诱发某些癌症。我们还知道 C 型性格的人有易患癌症的倾向。那么，在日常生活中，我们应该怎样应对突发事件，如何进行心理调节呢？C 型性格的人又需要作出哪些尝试来保证身心健康呢？

常言道，"人生不如意十之八九。""家家有本难念的经。"人一辈子中总会遇到这样或那样的烦心事，遭遇各种挫折和磨难。人有七情六欲，面对一些负性事件，内心的悲痛是再正常不过的情绪反应。但是我们也常常发现，面对同样的生活问题，不同的人会表现出不同的应对方式。有的人坚强面对；有的人心灰意冷。有的人自己给自己套上枷锁，钻牛角尖；有的人不把事情想得太复杂，宽宏大量。有的人找亲友倾诉，寻求支持和帮助；有的人郁郁寡欢，暗自流泪。选择正确的应对方式，就选择了一种活法，要相信：这些困难总会过去，一个不能再深的低谷，后面肯定会迎来逐渐上升的路途。

对于 C 型性格的人，要意识到性格虽然有先天的因素，但也与后天成长的环境有关，是在长期的生活环境中塑造形成的。每个人的性格是基本稳定的，但并非不可改变，所以 C 型性格的朋友们可以有意识地调整，多参加集体活动，结交热心豁达的朋友；克服怯懦和退缩，试着和周围的人表达自己内心的真实想法和需求，让压抑的情绪有个出口，而不是一味忍让；参加适量的体育运动和练习瑜伽以减轻心理压力，必要的时候还可以寻求专业心理咨询师的帮助。

十一 怎样预防与感染有关的癌症？有预防癌症的疫苗吗？

幽门螺杆菌（Hp）感染不仅会造成胃炎、胃溃疡，也是引发胃癌的一大凶手。Hp 感染可以使胃癌发生的危险性增加 3～6 倍。预防胃癌的一个可行的措施就是预防和及时治疗 Hp 感染。首先要讲究卫生，养成良好的用餐习惯，采取"分餐制"和使用"公筷"、"公勺"，防止 Hp 的经口传播。其次，有经常胃部不适或有 Hp 感染家族史的人可到医院进行"呼气试验"来检测是否有 Hp 感染。最后，若检查发现有 Hp 感染，需要及时到消化内科就诊，根据 Hp 感染治疗的适应证，确定是否需要 Hp 根除治疗。一般临床上采用抗生素的三联或四联疗法，需在临床医师指导下进行。

此外，一些与病毒感染相关的癌症还可以通过接种疫苗来预防。如占原发性肝癌 98% 以上的肝细胞癌，与乙型或丙型肝炎病毒感染有着十分密切的关系，而注射乙肝疫苗可以有效预防乙肝病毒感染。我国乙肝疫苗应用至今已有十多年，预防乙肝的效果值得肯定，让我们看到了通过乙肝疫苗预防肝癌的希望，但是否可以降低肝癌的发病率还需要更长时间的观察和考证。子宫颈癌也可以通过接种疫苗来预防，它的发病与人乳头瘤病毒（HPV）感染、多产、过早性生活有关，所以其预防可针对上述因素进行。目前子宫颈癌预防性疫苗已经研制成功并投向市场，子宫颈癌有望成为人类通过注射疫苗、筛查和早诊、早治来预防并消灭的第一种癌症。

（王　宁　杨　雷　孙婷婷）

第四章

认识肿瘤

除了头发、牙齿和手指（脚趾）甲以外，几乎人体所有的部位、器官和组织都可以长肿瘤，您对肿瘤了解多少呢？

 什么是肿瘤？

我们的身体是由亿万个细胞组成的，人体细胞的生长和凋亡要受到基因这个"总指挥"的统一调控。一般情况下，人体细胞遵循着基因调控的正确指令，按照一定的速度和方式分裂、生长，到一定时候，老的细胞凋谢死亡，新的细胞长出来，从而完成机体的新陈代谢，维持身体正常功能。但是如果我们的机体处于各种致癌因素长期作用下，某些部位组织细胞的基因调控"总指挥"失常，造成细胞过度增生或异常分化，不受约束和控制，形成局部的新生物肿块，就是我们常说的肿瘤。

与正常细胞相比，肿瘤细胞脾气古怪，具有异常的结构、功能和代谢特点，它们不同程度地丧失了分化成熟的能力，不能按正常细胞的新陈代谢规律生长，即使致癌因素已不存在，这些疯狂的肿瘤细胞仍会自作主张持续增长，破坏正常组织器官的结构和功能。

不过，细胞增生形成的肿块并不都是肿瘤，比如机体受到一定刺激和损伤后产生的炎性息肉、炎性假瘤和瘢痕疙瘩等。在这些增生肿块中，细胞和组织分化就比较成熟，而且增生限于一定程度和一定时间内，一旦增生的原因消除后就不再继续增生，这称为非肿瘤性增生，它与肿瘤性增生是有本质区别的。但如果非肿瘤性增生超越了一定限度，发生了质变，也可以转变为肿瘤性增生。

根据肿瘤生长的方式、速度、是否转移、组织结构及其对机体的危害程度，我们可以把肿瘤分为良性肿瘤、恶性肿瘤和介于良恶性之间的交界性肿瘤。

什么是恶性肿瘤？与良性肿瘤有什么区别？

恶性肿瘤通常被人们称为癌症。在西方，癌症一词"cancer"来源于希腊语"carcinos"（螃蟹）。螃蟹是什么样子的？是以一团硬块为中心，周围伸出多只脚，横行霸道的生物。这形象地突出了癌症像螃蟹一样，张牙舞爪向周围伸展的特点。因此，西方国家常用"蟹"的图形代表癌症。

恶性肿瘤往往生长迅速，与周围组织边界不清，通常没有包膜的覆盖。最重要的是，恶性肿瘤不仅自身生长快速，而且向周围的组织肆无忌惮地侵袭，还因为长得太快，血液营养供应不足，所以常常发生坏死、溃疡和出血等。恶性肿瘤还喜欢长途旅行，迁徙到远处组织，造成扩散转移，且经手术切除等治疗后仍易复发。

良性肿瘤生长速度缓慢，从字面上可以看出——良者，善也。良性肿瘤脾气温和，安静地在自己的地盘上膨胀生长，通常周围有包膜的保护和隔离，与周围的组织边界清楚，一般不侵袭和破坏邻近的组织，很少发生坏死、出血，而且也不往远处转移，手术切除后很少复发，对机体危害较小。

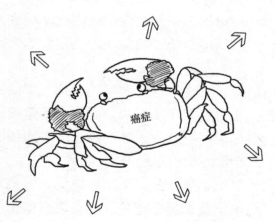

癌症

但是，如果良性肿瘤不幸长在一些特殊的部位，比如长在头颅，也是非常凶险的。因为颅内膨大的肿瘤虽然不攻击周围组织，但不可避免地会压迫到脑组织，而脑是很娇嫩、很重要的器官，在头颅这个有限的空间里，被肿瘤挤压到的部位功能就会受损，如果处理不及时，可危及患者生命。

良、恶性肿瘤的脾气秉性和对机体的影响均有明显不同，但对于大多数肿瘤，目前还没有发现可以区分良、恶性肿瘤的特异性单项形态学和分子生物学指标，区别两者主要依据病理形态学的异型性，也就是医生常说的"病理切片"，还要结合其生物学行为等多项指标综合判定。

 ### 目前对于恶性肿瘤有哪些新认识？

恶性肿瘤是威胁人类健康和生命的重要疾病之一。除了头发、牙齿和手指（脚趾）甲以外，几乎人体所有的部位、器官和组织都可以发生肿瘤。

近年来，随着 DNA 测序技术的迅猛发展，人类进行了大量关于恶性肿瘤基因组的研究，发现突变基因不仅数量多、功能复杂，而且处在动态的网络系统中。有学者认为，在细胞中有很多彼此互相联系的基因或蛋白，像一个复杂的、巨大的合作关系网，我们把它叫做"细胞网络"。在这个网中，任何一个基因都不是独立执行功能，而是必须与细胞网络中其他基因相互协调，肿瘤的发生正是这些基因和蛋白在一起合谋的结果。所以从这个意义上来讲，恶性肿瘤实际上是一种分子网络疾病。分子网络的复杂性决定了肿瘤的个体差异，面对这一类复杂的分子网络疾病的严峻挑战，人们需要改变现有的治疗策略和理念。脱离了整体而片面强调单个基因的作用是偏颇的，用分子网络整体观念的理论来指导恶性肿瘤的个体化诊治，比仅仅诊治患者体内的恶性肿瘤更为有效。

恶性肿瘤的治疗无疑是复杂的，世界各地的学者都在不断探索肿瘤发生、发展过程中的奥秘，以实现控制恶性肿瘤的目标。但恶性肿瘤没有大家想象中的那么可怕，越来越多的专家认为：恶性肿瘤是可以控制的。世界卫生组织也把恶性肿瘤列为与糖尿病、高血压一样的慢性病。患者如果拥有积极配合治疗的勇气和正确的治疗方法，完全可以将病情稳定在较长一段时间里，与肿瘤长期、安全地共存，最大限度地延长寿命和提高生活质量。

四 恶性肿瘤的"大家族"有哪些成员？

恶性肿瘤的"大家族"中成员很多，根据组织来源大致可以分为以下几类：

（一）癌

"癌症"指的就是恶性肿瘤，但"癌"这个词表示来源于上皮组织的恶性肿瘤，大约占恶性肿瘤的 90% 以上。几乎所有的组织器官都可生癌。常见的癌有皮肤、食管、子宫颈的鳞状细胞癌，消化道、唾液腺、乳腺和甲状腺的腺癌，膀胱的移行上皮癌等。

（二）肉瘤

来源于间叶组织（包括纤维结缔组织、脂肪、肌肉、脉管、骨、软骨组织等）的恶性肿瘤统称为肉瘤，如纤维肉瘤、脂肪肉瘤、平滑肌肉瘤、血管肉瘤、骨肉瘤、软骨肉瘤等。虽然这些肿瘤名字里没有像胃癌、食管癌那样提到"癌"，但"肉瘤"一词代表的就是一种恶性肿瘤，而不是普通息肉或脂肪瘤。

（三）癌肉瘤

如果一个肿瘤中既有癌的成分又有肉瘤成分，则称为"癌肉瘤"，但真正的癌肉瘤很罕见。

（四）其他

恶性肿瘤的"大家族"中除了癌和肉瘤，还有来源于淋巴造血组织的淋巴瘤、白血病，以及来源于幼稚组织及神经组织的"母细胞瘤"，如神经母细胞瘤、视网膜母细胞瘤。此外，还有来源于其他组织的黑色素瘤、精原细胞瘤和恶性畸胎瘤等。

 癌细胞是怎么产生的？

正常细胞转化为癌细胞的过程称为"癌变"，这是一个复杂的过程，需要经历十年或更长的时间，是一个由量变到质变的过程。目前，大部分学者认为细胞癌变的关键是基因的变化。研究发现，人体细胞内天然就存在着一组可能引起细胞癌变的基因，称为原癌基因。正常情况下，原癌基因对人体非但无害，而且对促进和调节细胞的生长和分化起着重要的作用。所以原癌基因人人都有，人人有患癌症的可能性，但并非人人都会患癌症。当正常细胞受到外界致癌因素反复作用后，原癌基因就可被激活变为癌基因。

与原癌基因相反，在细胞内还存在一类控制细胞生长，并能抑制肿瘤生长的基因，称为抑癌基因。当细胞内原癌基因被激活变成了癌基因，而抑癌基因这个"安全卫士"又丧失了活力的时候，原本正常的细胞就失去了两道防线，细胞原有的正常生物学性状逐渐发生改变，于是就产生了癌细胞。

 什么叫癌前病变？

正常细胞从增生到癌变，需要经历一个很缓慢的演变过程。我们发现，人体某些器官的一些良性病变容易出现细胞的异常增生，具有癌变潜能，如果长期存在就有可能发展为癌，称为癌前病变，是癌症发生前的一个特殊阶段。

癌前病变可能与不良生活习惯或慢性炎症性疾病有关，还可能与遗传因素有关。需要注意的是，并非所有的癌前病变都必然转变成癌，大部分会长期稳定，甚至会恢复成正常状态，有一小部分最终会演变为癌症。因此，认识癌前病变，积极发现和治疗癌前病变，是阻止癌变、预防癌症发生的必要措施。

常见的癌前病变有：

（一）大肠腺瘤

大肠腺瘤较为常见，可单发或多发。遗传性家族性腺瘤性息肉病（FAP）发生癌变的概率几乎达到100％。

（二）乳腺增生性纤维囊性变

这种病变常见于40岁左右的妇女，主要表现为乳腺小叶导管和腺泡上皮增生，导致囊性扩张。若伴有导管上皮乳头状增生，则较易发生癌变。

（三）宫颈糜烂伴上皮非典型增生

宫颈糜烂是妇女的常见疾患。长期患有慢性宫颈炎的妇女，其宫颈阴道部原本覆盖的鳞状上皮会发生坏死、脱落，被柱状上皮取代，变成粉红色，像发生黏膜缺损一样，称为宫颈糜烂。这些形似糜烂的部位又可逐渐被化生的鳞状上皮替代，称为糜烂愈复。如果上述过程反复进行，再加上HPV感染，导致上皮的非典型增生，则可能发展为鳞状细胞癌。

（四）慢性萎缩性胃炎和胃溃疡

慢性萎缩性胃炎可能进展为胃癌，但发生率不到1％。慢性胃溃疡中约1％可恶变为胃癌。

（五）溃疡性结肠炎

这是一种炎症性肠病。肠黏膜反复发生溃疡和增生，在此基础上可发生结肠腺癌。

（六）黏膜白斑

常发生在口腔和外阴等处。由于鳞状上皮过度增生和角化，可表现为白色斑块，称为黏膜白斑。如果长期不愈，则有可能发展为鳞状细胞癌。

（七）皮肤慢性溃疡

有些皮肤溃疡经久不愈，在长期慢性刺激作用下，表皮的鳞状上皮增生，可能发生癌变。

（八）肝硬化

由慢性乙型肝炎所导致的肝硬化，有一部分可以进展为肝细胞性肝癌。

 ### 如何认识非典型增生？

非典型增生又称为不典型增生、异型增生，不仅表现为细胞数量的增多，而且细胞的样子也变得稀奇古怪，细胞核的形状也不规则了，但此时还不足以诊断为癌。"非典型增生"这个术语主要用于描述增生的上皮组织，包括被覆上皮（如鳞状上皮和移行上皮）和腺上皮（如乳腺导管上皮和子宫内膜腺体上皮）。

根据异型性大小和累及的范围，非典型增生可分为轻、中、重三级。轻度的非典型增生中，细胞的样子还比较正常，即异型性较小，累及上皮层的下三分之一；中度非典型增生异型性较大，累及上皮层的下三分之二；重度非典型增生异型性更大，累及上皮层的三分之二以上，但未达到全层。轻、中度的非典型增生在病因消除后可恢复正常，但是重度非典型增生常为不可逆病变，多转变为癌。

 ### 什么叫原位癌？

原位癌是一种最早期的癌，又称上皮内癌或浸润前癌。原位癌在细胞学上具有所有恶性肿瘤的特点，但是局限于上皮全层，还没有突破上皮的基底膜，没有发生间质浸润，此时不发生转移。如果原位癌能被及时发现并得到有效治疗，可避免进一步发展为浸润癌（会发生转移），从而提高癌症的治愈率。

原位癌常发生于鳞状上皮或移行上皮覆盖的部位，如宫颈、膀胱、食管、皮肤等部位。也可见于发生鳞状化生的黏膜表面，如乳腺的导管、小叶，以及鳞状化生的支气管黏膜。鳞状上皮原位癌有时会累及黏膜腺体，但也没有突破腺体的基底膜，仍被看作原位癌，称为原位癌累及腺体。

从轻、中、重级的非典型增生发展到累及上皮全层的原位癌是一个连续的变化过程，目前医学上多使用"上皮内瘤变"来描述这个过程。轻度和中度的非典型增生分别被称作上皮内瘤变Ⅰ级和Ⅱ级，重度非典型增生和原位癌统称为上皮内瘤变Ⅲ级，主要因为重度非典型增生和原位癌两者难以截然区分，而临床上对两者的处理原则基本是一致的。

 九 **什么叫原发癌、复发癌和转移癌？它们之间有什么区别？**

临床上常说"原发癌"、"复发癌"和"转移癌"，它们各自有什么特征，区别何在呢？

（一）原发癌

正常组织和细胞在各种致癌因素的长期作用下，逐渐转变为癌细胞，进而发展成癌细胞团块，称为原发癌。临床上大部分的恶性肿瘤都是原发癌，人体除了指（趾）甲和毛发外，几乎所有的器官和组织都可以发生原发癌。

（二）复发癌

原发癌经治疗消退后，再经过一段时间，又在原发癌所在的部位长出新的肿瘤，这种重新长出的肿瘤称为复发癌。癌症复发的原因很多，其中最主要的原因是原发癌治疗不彻底。比如手术未切除干净，或放疗、化疗不彻底，造成表面上肿瘤消失但还有癌细胞残存。这些残留的癌细胞在一定诱因下可继续生长，引起癌症的复发。复发癌意味着恶性肿瘤向着更严重的方向进展，局部的复发常伴有远处的转移，是中、晚期肿瘤的重要特征，所以我们应当高度重视恶性肿瘤的复发。

（三）转移癌

转移癌是指癌细胞从原发部位侵入血管、淋巴管或体腔中，随着血液或淋巴液运行，并在远处部位或器官内形成与原发癌同样类型的恶性肿瘤。转移癌的判断应该符合两个条件：一是发生的部位必须是在原发癌的远隔部位；二是转移癌的性质必须与原发癌相同。转移癌对机体的危害更大、更广泛，也给癌症的治疗带来很大困难。癌症广泛转移，是造成晚期癌症不能通过手术根治的主要原因。临床上，有时转移癌先被发现，之后才找出原发癌。如有的鼻咽癌患者首先发现颈部淋巴结肿大，经过进一步检查才发现患有鼻咽癌。

 ## 癌症有哪些早期信号？

癌症早期的十一个危险信号如下：

1. 异常肿块　乳腺、颈部、皮肤、舌等部位出现经久不消或逐渐增大的肿块。

2. 异常感觉　吞咽食物时有哽咽感、疼痛、胸骨后闷胀不适、食管内有异物感。

3. 痣、疣增大　体表黑痣或疣短期内发生变化，如色泽加深或变浅、快速增长、瘙痒、渗液、破溃等现象，特别是在经常摩擦的部位。

4. 持续性消化不良和食欲减退　上腹部有不适或疼痛感，食后闷胀，逐渐消瘦、贫血。

5. 溃疡不愈　皮肤或黏膜的溃疡经久不愈，有鳞屑、脓苔覆盖以及出血和结痂。

6. 大便习惯、性状改变　便秘、腹泻交替出现，大便变形，便血或有黏液。

7. 刺激性咳嗽　久咳不愈或出现血痰，持久性声音嘶哑。

8. 鼻涕带血、鼻塞、耳鸣、听力减退、一侧性偏头痛、右肋下痛。

9. 阴道异常出血　非月经期出血或绝经后阴道不规则出血，特别是在性交后出血。

10. 无痛性血尿，排尿不畅。

11. 长期不明原因的发热、乏力、贫血、进行性体重减轻。

肿瘤是怎样生长的?

肿瘤的生长特点不完全相同，从小小的癌细胞变成细胞团，进而发展成肿块，其生长方式主要有膨胀性生长、外生性生长和浸润性生长。

（一）膨胀性生长

这是大多数良性肿瘤的生长方式。发生在器官或组织内的肿瘤逐渐生长变大，像一个不断膨胀的气球，挤压和推开周围的组织。肿瘤有完整的包膜，与周围组织分界清楚。医生进行临床检查时，会发现这类肿瘤移动性良好，可以推动，手术容易切除，且切除后一般不复发。

（二）外生性生长

发生在体表、体腔或管道器官表面的肿瘤，常常呈乳头状、息肉状或菜花状向表面生长，称为外生性生长。良、恶性肿瘤都可呈现这种生长方式。但恶性肿瘤往往是一边向表面外生性生长，一边基底部还伴随着浸润生长，且生长速度较为迅速，常因血液供应不足而坏死脱落，并形成火山口状的溃疡。

（三）浸润性生长

大多数恶性肿瘤是这种生长方式。肿瘤细胞的生长像树根深深扎入土壤中一般，侵入周围的组织间隙、血管和淋巴管内，造成周围组织的破坏。这种生长方式的肿瘤没有包膜，与周围组织紧密结合，所以临床检查时发现肿块较固定，难以推动，手术切除需要扩大范围，否则术后易复发。

恶性肿瘤是怎么扩散的？

我们已经知道，具有浸润性生长的恶性肿瘤不仅可以在原发部位生长，还要扩大自己的领地，向周围组织蔓延，医学上称之为"侵袭"，例如晚期乳腺癌可以穿过胸肌和胸腔一直蔓延到肺部。除了侵袭，恶性肿瘤还会"漂洋过海"，通过各种途径转移到身体的其他部位，在新地方"安家落户"。恶性肿瘤一旦发生转移，特别是那些无法进行根治性手术的恶性肿瘤，治疗的难度就大大增加了。

恶性肿瘤的转移途径有以下几种：

（一）淋巴道转移

这是恶性肿瘤的主要转移途径。癌细胞常常先转移到邻近的淋巴结，如乳腺癌常先转移到同侧的腋窝淋巴结，肺癌常首先转移到肺门淋巴结。这些淋巴结会增大、变硬，形成团块。

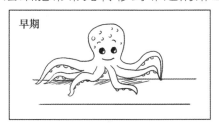

早期

（二）血行转移

血行转移是肉瘤的主要转移途径，晚期癌症也可以发生血行转移。血行转移最常见的器官是肺，如乳腺癌的癌细胞进入血管，通过血液运输进入肺部，形成肺转移。此外，肝和骨转移也很常见，如胃癌和肠癌的癌细胞进入门静脉，转移到肝，形成肝转移。所以临床上恶性肿瘤患者必须对肺、肝和骨骼做仔细的

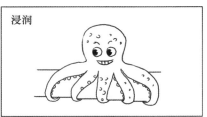

浸润

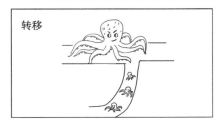

转移

影像学检查，判断是否发生了血行转移，然后才能确定恶性肿瘤到底处于哪一期，要怎样治疗。

（三）种植性转移

体内器官的恶性肿瘤逐渐生长到达器官的表面，癌细胞会发生脱落，然后像在土壤中播种一样，脱落的癌细胞可种植到体腔内其他各个器官的表面。比如肺癌常常在胸腔内形成广泛的种植性转移，而胃癌的癌细胞则会在腹腔和盆腔的脏器表面种植，种下的癌细胞在"新家"继续生长。

 癌症有哪些临床表现？

癌症的临床表现对于癌症的治疗和分期有着重要的指导意义。癌症因生长较快，浸润、破坏器官的结构，造成器官功能的改变，引发器官功能障碍，并可发生转移。癌症因其类型、部位不同，临床表现各异，常见的自觉症状有：肿块及其压迫、阻塞或破坏所在器官而引起的疼痛、病理性分泌物、溃疡、发热、黄疸、体重下降和贫血等。在生活中，如遇到上述症状应尽快到正规医院检查，以免延误治疗。

在癌症晚期，总结起来往往具有以下三方面的临床表现：

第一，癌症通常会引起继发性改变，并发出血、穿孔、病理性骨折及感染。肿瘤可压迫、浸润局部神经引起顽固性疼痛。在癌症晚期，因患者机体免疫力降低，常引发肺内的严重感染导致死亡。

第二，癌症晚期患者通常会呈现恶病质状态，在此状态下，机体严重消瘦、无力、贫血并全身衰竭，最终导致死亡。

除了以上两种表现形式外，恶性肿瘤如肺癌、肾癌等还常引起异位内分泌综合征，该临床表现主要是由于肿瘤产生或分泌激素以及激素类物质，引起内分泌紊乱而出现相应的临床症状。此外，由于肿瘤产物或异常的免疫性反应以及其他未知原因，引起多系统发生病变，造成副肿瘤综合征。

什么叫肿瘤标志物？肿瘤标志物有什么特点和应用意义？

肿瘤标志物是由肿瘤组织自身产生，反映肿瘤存在和生长的一类生化物质。主要有胚胎抗原、糖类抗原、天然自身抗原、细胞角蛋白以及肿瘤相关的酶、激素、某些癌基因等。在临床上，肿瘤标志物可以分成以下几大类：

（1）癌胚胎性抗原，如甲胎蛋白（AFP）、癌胚抗原（CEA）；

（2）异位激素，如绒毛膜促性腺激素（HCG）、促肾上腺皮质激素（ACTH）、降钙素；

（3）酶和同工酶，如乳酸脱氢酶（LDH）、神经元特异性烯醇化酶（NSE）、前列腺酸性磷酸酶（PAP）；

（4）血浆蛋白，如 β_2-巨球蛋白（PsM）；

（5）细胞代谢产物，如脂质相关涎酸；

（6）肿瘤抗原，如 CA19-9、CA125；

（7）肿瘤基因和抑肿瘤基因蛋白产物，如 c-myc、ras、p53、Rb；

（8）微量元素，如砷、铜、铁、硒、锌等。

肿瘤标志物可以应用于肿瘤的普查、筛选、诊断和鉴别诊断，并能够判断疗效和预后；能够帮助临床医生判定肿瘤的生物学特点和疾病阶段；并可利用该标志物对手术、化疗和放疗的效果进行判断；可利用肿瘤标志物确定不知来源的转移肿瘤的原发肿瘤；还可联合多项肿瘤标志物检测，提高检测效率。

一个理想的肿瘤标志物具有敏感性高，特异性好，有器官特异性，在血清中的水平能够与肿瘤体积大小和临床分期相关的特点；此外，该肿瘤标志物最好有较短的半衰期、测定方法的精密度和准确性高、操作方便等特点。

癌症能自愈吗?

　　癌症不治而愈的情况不多见，但是也的确存在自愈的事实。为什么会发生这种自愈现象呢？原因是患者体内免疫功能增强，这种免疫力会阻止癌细胞的生长，使其逐渐被正常细胞取代。癌症患者"越乐观、越长寿"，因为患者的免疫力和精神因素息息相关，乐观开朗的性格有助于增强自身免疫力。另外，有一些癌症患者脱离了原先有大量致癌因子的环境，失去了与致癌因子的接触，再加上免疫系统的不断自我修复，剩余癌细胞可逐渐死亡，从而使肿瘤消失。

　　但癌症自愈毕竟只是少数，并非每一位癌症患者都是这样的幸运儿，所以患了癌症不能把希望寄托在癌瘤自行消退上，而应该积极就医，接受正规治疗，以免延误病情。

 医生说的"癌症 5 年生存率"是怎么回事?

　　在临床上，医生向癌症患者和家属交代病情时经常会提到 5 年生存

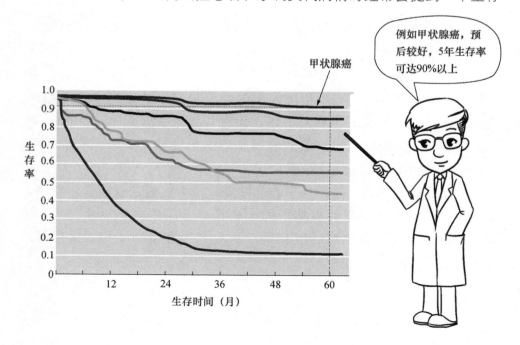

率，许多人误以为患了癌症最多只能活 5 年，5 年是个大限，患者和家属往往都会惊恐不安。那么究竟什么是癌症 5 年生存率呢？

癌症 5 年生存率是反映癌症严重程度、进展快慢或凶险程度的指标，医学上也常用该指标来评价癌症治疗效果。通俗来讲，癌症 5 年生存率指某种癌症经过某种治疗后，生存 5 年以上者所占的比例。为什么选择 5 年作为判断标准呢？因为癌症经过治疗后，症状缓解了，肿瘤也逐渐消失，患者感觉非常好，似乎已经"治愈"了，但有一部分会在 1 年、2 年或 3 年后出现复发和转移，导致患者死亡。一般来说，能活到 5 年以上的患者病情大多趋向稳定，再次复发的机会相对较少，所以采用"5 年生存率"来判断癌症的治疗效果。

癌症 5 年生存率只是医学上的一个统计概念，它并不是指具体某个人的生死结局。实际上我们身边被确诊的癌症患者中，活到 5 年以上者随处可见，也不乏活了 10 年、20 年依然无恙的癌症康复者，而且活得越长，复发率越低。此外，临床上有时也用 3 年生存率和 10 年生存率来表示癌症的治疗效果。

（王　宁　孙婷婷　杨　雷）

第五章

癌症治疗的常见问题

> 癌症能早发现吗？常见的治疗方法有哪些？如何避免一些治疗误区？下面将帮你了解这些问题。

 癌症"早发现、早诊断、早治疗"有什么重要的意义？

要防止初发癌症的发展，主要在"早"字上下工夫，即做到"早发现、早诊断和早治疗"，及时发现并治疗癌前病变和早期癌症，将隐患消灭于萌芽状态，从而有效提高癌症患者的生存率。

《扁鹊见蔡桓公》中，扁鹊对蔡桓公说："君有疾在腠理，不治将恐深。"癌症的发生和发展也是一个渐进的演变过程。在开始阶段，癌细胞局限于初始位置。随着细胞的增殖，一部分癌细胞开始不安分地穿透基底膜，向深层浸润发展，发展为浸润癌。这个过程一般需要数年甚至数十年时间，如果在这一时期被发现并作出正确诊断，并给予科学合理的治疗，大部分患者可以获得满意的治疗效果，部分患者可以治愈，患者的 5 年生存率可以达到 80%～90% 甚至更高。如果到了中晚期，就失去了宝贵的早期治疗机会，恶性肿瘤发生浸润转移后，即使采用最先进、最前沿、最昂贵的治疗手段，也较难达到根治的目的。比如乳腺癌，若能早期发现并手术切除，5 年生存率可达 85% 以上，如果是晚期发现，5 年生存率可能仅有 50% 左右。还有其他很多恶性肿瘤，如肺癌、肝癌、胃癌、结/直肠癌等，也是越早发现、诊断、治疗，效果就越好。

 ## 怎样做到癌症的"早发现、早诊断、早治疗"？

癌症要想早发现，要从以下几方面着手：

首先，需要普通大众掌握基本的癌症预防知识，增强防癌的观念。若发现异常情况应及时就诊，不要讳疾忌医，疾病来了不能靠扛。早一天就医，就争取了早一天治疗的机会。

其次，癌症早期发现还需要我们每个人进行自我检查和定期健康体检，因为很多肿瘤早期没有症状，一些简单的自我检查可以帮助大家发现身体的异常信号。而定期到正规医疗机构进行体检也有助于发现早期病变。虽然常规体检对癌症的检出率较低，常常有"漏网之鱼"，但它具有全面的特点，能对全身多器官和脏器进行检查，仍是癌症早期发现的途径之一。

再次，要积极响应和参加政府或正规医疗机构提供的癌症筛查服务。目前，这是实现某些癌症早期发现最及时、有效的方法，如子宫颈癌、乳腺癌、食管癌（贲门癌）、胃癌、结/直肠癌、肝癌、鼻咽癌及前列腺癌的筛查等。癌症筛查不同于健康体检，筛查针对的是某癌症的高危人群，其检查项目更有针对性，检出率更高，为之后的早诊断和早治疗奠定了重要基础。

最后，还要积极治疗癌前病变，易感人群（如有癌症家族史的人群和遗传缺陷造成的癌症易感人群）要定期随访和监测。可应用遗传学基因检测技术来预测易感人群可能发生癌症的概率，如对遗传性非腺瘤病性结/直肠癌家族成员行结肠镜检查和基因分析，在临床上已经被证实可行。

早期发现可疑癌症信号后，不仅要及时就诊，还要找准医院。早诊断是早治疗的重要保证，最好到专业水平高的肿瘤治疗医院就诊。若不能明确诊断，则需与医生保持联系，不断观察随访，最终明确或排除诊断。早期治疗是患者获得长期生存或治愈的重要保证。在临床实践中，对早期胃癌、结/直肠癌、乳腺癌、鼻咽癌、食管癌等实施根治性手术或放/化疗已经获得了可喜的成果，大多数患者实现了长期无病生存甚至治愈。但早期治疗也需要强调合理性，首次治疗方案的选择非常重要，所以患者仍要选好医院和医生，防止因不合理治疗而导致的短期内病情复发、转移甚至死亡。

 目前恶性肿瘤有哪些治疗方法？

目前有很多治疗恶性肿瘤的方法和手段，如手术治疗、放射治疗、化学药物治疗、生物治疗、介入治疗、热疗、中医中药治疗等。这些治疗手段对恶性肿瘤都有一定的疗效，且各有优势。临床恶性肿瘤的治疗要根据根治治疗或姑息性治疗的原则和具体的病情，在符合伦理学要求的基础上，选择多种治疗手段相结合的、个体化的治疗模式。几种常见的治疗方法如下：

（一）手术治疗

这是治疗恶性肿瘤最古老的方法，但目前手术治疗仍是对某些恶性肿瘤最有效的治疗方法，大约有 60％ 的恶性肿瘤以手术为其主要治疗手段。

（二）化学药物治疗

简称化疗。最早开展的肿瘤化疗是 20 世纪 40 年代用氮芥治疗淋巴瘤。随后的 1965 年，顺铂（DDP）的发现成为肿瘤化疗历史上的一个重要里程碑。从此以后，世界各地陆续研发出各种化疗新药并进行临床研究，大大提高了肿瘤化疗的疗效。虽然目前临床上化疗的疗效已经进入一个平台期，但化疗在恶性肿瘤的综合治疗中仍扮演着重要角色。

（三）放射治疗

放射治疗的原理是利用高能电磁辐射，主要通过 X 射线和 γ 射线治疗肿瘤。现代放疗定位精准，在肿瘤靶区剂量高，而在正常组织中剂量低，可以更好地控制恶性肿瘤，减少对正常组织的损害，减少并发症。根据治疗原则和方案，可以选择根治性放疗、放化疗综合治疗、姑息性放疗、术前和术后放疗等。

（四）生物治疗

恶性肿瘤的生物治疗是继手术治疗、放疗和化疗后的第四种治疗恶性肿瘤的方法，主要包括免疫治疗和基因治疗，通过调节患者身体内在的防御系统来杀伤肿瘤细胞，或促进肿瘤细胞的分化而降低肿瘤的恶性度，目前已得到日益重视。其中，分子靶向治疗的发展更是引人注目。

（五）综合治疗

近四十年来，恶性肿瘤的治疗已进入综合治疗的时代，取代了传统的单一治疗，在相当多的恶性肿瘤治疗中提高了治愈率。综合治疗是根据患者的身体状况，恶性肿瘤的病理类型、分期和发展趋势，综合应用现有的治疗手段，来提高肿瘤治愈率并改善患者的生活质量。合理、有计划的综合治疗是提高疗效的关键。

因此，恶性肿瘤的治疗要因人而异、因病而异，综合考虑，选择最佳的治疗方案，达到提高治愈率的目的。

四　如何看待癌症治疗药物的广告？怎样选择癌症治疗医院？

目前，在报纸、杂志和电视、广播等各种媒体中，我们常常接触到癌症治疗药物的广告，大部分都宣称治愈率很高，或者搬出该药品所获的各种认证和奖项，还有的广告用某科研单位、医院或专家的名义来宣传，并附上患者治疗后康复的数据。街头小报和各种传单也在为一些癌症治疗药物和机构做宣传，尤其在医院周边更甚。那么，这些癌症治疗药物广告可信吗？患了癌症后应该去哪里治疗呢？

目前，我国药品广告审查标准明确规定，治疗癌症的药物是不能进行广告发布的。而媒体上层出不穷的癌症治疗药物的广告夸大和虚假宣传，主要宣传用语可能有"疗效最佳"、"根治不复发"、"安全无副作用"、"最新研制成果"、"某专家或医院推荐用药"、"获得某奖励"、"无效退款"等，消费者千万不可相信。因为，即使是那些允许发布广告的病种的治疗药物，其宣传语中也是不允许出现上述字眼的。所以癌症患者切不能因为求医心切，而打算"死马当活马医"，就去吃所谓"神药"，否则不仅会被骗去钱财，还会延误正规治疗的良机。

所以，患了癌症后，择医购药一定要选择正规的医院、癌症诊疗水平高的科室和医生团队，不要迷信癌症治疗药物的广告。若不小心上当，也不要甘认倒霉，而应保存好病例、处方等凭证，到广告监管部门或消费者协会投诉举报违法广告，维护自身和他人的利益。

（王　宁　杨　雷　孙婷婷）

 五　什么是化学治疗（化疗）？为什么要做化疗？

化疗即化学治疗，是指通过化学药物杀死癌细胞。可以局部用药，但多数为全身用药。根据肿瘤细胞种类不同选择的化疗药物及化疗方案也不一样。

大多数恶性肿瘤都需要化疗。只有少数早期病例或恶性程度很低的肿瘤通过单纯手术即可治愈。恶性肿瘤的特点之一就是容易突破局部的限制转移到身体的其他部位，就像一个犯罪团伙，不仅仅在某市作案，还经常流窜到全国各地，从而危害整个社会的安全。这种情况下，单单采取局部措施收效甚微，常常需要全身治疗。化疗就是全身治疗的重要手段，药物可以随血液进入身体的各个器官，发挥抗肿瘤作用。

任何治疗都有它的两面性，化疗的有利之处在于它是控制恶性肿瘤的利器，通过化疗可以使恶性肿瘤细胞的数量显著减少，最后或许仅留下极少量的"残余势力"交由身体自身的抵抗力将其杀灭，每年通过化疗挽救回来的鲜活生命何止千万。然而，化疗是把"双刃剑"，在杀灭恶性肿瘤细胞的同时，身体自身的某些正常细胞也被殃及，对人体的正常生活造成影响。因此，需要提醒广大患者朋友，千万不要小视化疗，不能将其等同于普通的治疗，一定要严格按照医生、护士的要求，按时进行血常规等检查，尽量减少随意性，避免出现严重的、无法挽回的后果，最大限度地保证治疗效果。

 化疗对人体有危害吗?

前已述及，化疗是把"双刃剑"，其最大的特点就是"敌我不分"。常言说得好，是药三分毒。更何况化疗所用的药物有许多本身还是致癌剂（使用后可以造成肿瘤）。因此，医生在选择应用化疗时，会权衡利弊，综合考虑，尽量选用疗效高而不良反应小的方案，使患者获得更大益处。

具体来讲，化疗最常见的毒性作用还是针对身体内本身生长（增殖）比较快的细胞，如造血细胞和生发细胞，化疗后出现白细胞下降和脱发。目前应用的几乎所有的联合化疗都可造成白细胞的减少，尤其是中性粒细胞（是正常人体抵抗感染的"生力军"）减少更为严重。这也是为什么医生交代患者必须按时检查血常规的原因，因为如果白细胞过低（有些患者化疗后会出现白细胞低于 0.5×10^9/L，甚至为 0），身体将失去抵御外来病原体入侵的能力，就像一个国家的军队全部瘫痪，此时外敌入侵，我们将任人宰割。而及时查血常规，医生能够及时用药或调整方案，从而避免这种危险的出现。化疗脱发很常见，但这种损害常为暂时性的，化疗结束后，头发还会长出。另外，药物进入人体后，代谢一般都在肝和肾，所以化疗时还要经常检查肝、肾功能，一旦出现异常，及时处理。化疗期间手脚麻木、疼痛也很常见，这是某些药物对末梢神经损害的结果。另外，还有某些化疗药物会对心、肺、脑以及生殖系统等造成影响。

 全身化疗适用于哪些情况?

全身化疗适合全身性疾病，包括以下三种情况：

1. 恶性肿瘤发病开始即为全身性疾病，如白血病、大部分淋巴瘤。

2. 已经发生远处转移的恶性肿瘤。

3. 可能发生远处转移的"早期"恶性肿瘤。

对于第一种情况，因为恶性肿瘤细胞并不局限在一处，手术治疗无法进行，只有通过化疗才能控制发展。而且通过化疗可使相当一部分患者获得治愈。

第二种情况实际和第一种情况一样，恶性肿瘤出现远处转移，如乳腺癌患者出现的多发肝、肺转移，已经无法通过手术将肿瘤切除干净，只有通过全身化疗（有时还需要联合靶向治疗、局部治疗等）才有可能杀伤肿瘤，延长患者的生存期。临床上经常有患者强烈要求医生为其做手术，其实，发生远处转移的恶性肿瘤，大多数情况下，手术并不会给患者带来任何益处。

第三种情况最为复杂，我们还以乳腺癌为例。一位 26 岁年轻女性王女士，无意中发现左侧乳房有一个枣核大小的结节，经医院检查后确认为乳腺癌。后经全身检查在其身体的其他部位也没有发现转移，遂完成保乳手术，切除肿瘤大小为 2.2 cm×1.5 cm，淋巴结无转移，临床分期为 II a 期，随后医生要对其进行手术后全身化疗。这让爱美的王女士大惑不解，既然我的手术都做完了，肿瘤也切掉了，全身检查也没有发现转移，为什么还给我做化疗？化疗脱发是众所周知的事情，所以她心里对化疗比较抵触。

其实，此类患者中的许多人都存在这种疑惑，为了讲清楚这些需要先从恶性肿瘤的转移规律谈起。一般实体肿瘤的转移有三条途径：一为局部浸润转移，即由肿瘤本身生长侵犯相邻的器官造成，如胃癌侵犯胰腺、肝、十二指肠等；第二条途径为淋巴转移，通过手术清扫淋巴结可以得到控制；最可怕的是第三条途径——血行转移，即肿瘤细胞侵入血管，可以播散到全身，肿瘤细胞就像无数颗种子，遇到合适的土壤，就会扎根、开花、结果。许多恶性肿瘤在很早期就会发生血行转移，这也是为什么许多临床上很小的肿瘤手术完整切除后，还会在几年内死于转移的症结所在。还有就是目前我们临床应用的检查手段还不足以检出很早的微小转移病灶，换句话说，我们现在的"未发现转移"不代表体内真的没有转移！所以针对这种情况，医生只能按照可能存在转移予以早期处理，因为一旦形成转移，就目前的治疗水平，绝大多数是不可治愈的，再通俗一些说就是治不好的。经过医生的认真解释，漂亮的王女士愉快地接受了手术后辅助全身化疗。

 化疗应该持续多长时间？怎么判断化疗是否有效？

化疗持续的时间依恶性肿瘤的种类和病期不同而有很大差异，与所应用的化疗方案也有关系。如晚期肿瘤的化疗可以一直应用至无效或无法耐受为止；而早期病例的辅助化疗常常只有 6～8 个周期，总计 4～6 个月。

化疗疗效判定在有可测量病灶的病例相对容易，可以通过测量病灶大小的变化判断化疗是否有效。在白血病、淋巴瘤等疾病，可以通过观察症状的改善程度来判断是否有效，如体温降至正常。而对于有血液肿瘤标志物异常的病例可以通过观察异常指标的变化来判断疗效。但对于早期病例的化疗效果则很难评判，只有通过临床试验来评价群体疗效。

 化疗有哪些副反应？应该如何处理？

化疗的副反应依所用药物的种类和剂量不同而表现各异。总的来讲，抗癌药物对快速分裂的细胞影响最大。

最多、最先受到影响的是造血细胞，这些细胞在人体内担负着抗感染、助凝血和输送氧气到身体各处的功能，因此，它们的功能受损后会出现易感染、易出血以及感觉体虚疲劳等症状。因此，化疗期间应尽量避免到人员稠密的场所以降低感染的风险，较重的造血机能抑制还需要及时的辅助药物治疗。需要特别强调的是，化疗期间一定要按照医生的安排定期抽血化验。其次容易受到损害的细胞是毛发根部的毛囊细胞和位于消化道内壁的黏膜上皮细胞，其结果导致脱发、食欲缺乏、恶心、呕吐、腹泻和口腔溃疡。值得庆幸的是，在广大医务人员和科研工作者的多年努力下，一些减轻这些副反应的新药正不断出现，现在所进行化疗的副反应和以前相比已明显减轻。另外，一般情况下，这些化疗副反应是暂时的，治疗结束后会逐渐消失。头发会重新长出，但颜色和发质可能和化疗前不同。

一些抗癌药物还会损害卵巢，一旦卵巢失去产生性激素的功能，患者将出现绝经期症状，如潮热和阴道干涩等。化疗期间，月经周期变得不规律甚至停经，化疗结束后，部分患者月经恢复，另外一部分则永久性停经。如果年轻女性仍有生育要求者，可在化疗期间应用卵巢保护药物，待化疗结束后绝大部分可以恢复月经。化疗期间无月经者，仍然可能怀孕，应予注意。化疗药物对胎儿的影响研究还不够深入，仅见少数报道在怀孕3个月后应用化疗，婴儿出生后近期观察未见不良影响。目前情况下，孕期化疗仍需慎重。

部分癌症（尤其乳腺癌）患者化疗期间会出现认知功能障碍，即"化疗脑（chemobrain）"。主要表现为语言学习能力以及记忆功能的损害，如阅读理解能力和数字计算能力下降、记忆力减退和注意力不集中等。有研究显示，有三分之一的患者在化疗开始前即存在语言学习能力及记忆功能的损害，化疗后增加至近三分之二，在治疗结束1年后有一半患者的认知功能有所改善。出现"化疗脑"的原因目前还不十分清楚，可能与体内激素水平的变化有关，已知雌激素水平降低与认知功能减退有关；与癌症有关的全身免疫炎症反应和遗传易感性可能也是导致化疗前认知功能障碍的原因；另外，精神作用也会影响"化疗脑"的发生，如生活压力大的人认知功能减退快，而癌症给患者带来的忧虑和精神压力远胜于一般生活压力，因此，"化疗脑"可能并非均与化疗有关。

一些化疗药物会对肝、肾、肺以及神经系统等产生影响。

化疗后的远期副反应罕见，有发生白血病的报道，多发生在化疗10年之后。

 进行化疗的患者和家属有哪些注意事项？

因为各种原因接受化疗的患者，切记要按照医生和护士的安排做好化疗期间的监测，有情况及时与医院联系。否则可能造成严重后果，甚至危及生命。患者要注意休息，规律饮食，适当锻炼。

作为患者家属，不但要负责照顾好患者的生活起居，还要协助医生、护士做好患者的思想工作。应该比平时更多些体贴、更多些关爱、更多些理解、更多些耐心，帮助他（她）们顺利度过这道难关。因为此时家属的角色是其他任何人都无法替代的，所发挥的作用也是超乎想象的。

（李金锋）

 什么是放射治疗（放疗）？放疗在恶性肿瘤治疗中的作用和地位如何？

肿瘤放射治疗指的是利用放射线单独或结合其他方法治疗肿瘤的方法，包括通常所说的常规放疗、三维适形放疗、调强放疗及伽玛刀、X刀、陀螺刀、速光刀、放射粒子植入等。放射治疗是肿瘤治疗三大手段之一，大约70%以上的恶性肿瘤都需行放射治疗，有的恶性肿瘤单独放疗即能达到根治效果。世界卫生组织认为，目前43%的恶性肿瘤患者可以治愈，其中外科贡献占20%，放疗贡献占18%，内科贡献占5%，放疗以无创伤、无痛苦为优势，由此可见放疗的重要性。事实上，有许多恶性肿瘤，如果早期即接受放射治疗，特别是精确放疗新技术，这个比例还会更高。

 哪些恶性肿瘤适合手术前先做放疗？

一般来说，肿瘤偏大或者因为肿瘤周围大血管包绕以致肿瘤难以切除，或者手术可能导致器官功能严重减退、丧失或毁容时，都可行术前放疗。目前，术前放疗多用于头颈部恶性肿瘤、食管癌、直肠癌、宫颈癌和较晚期的乳腺癌等，术前放疗或放（化）疗能提高手术的疗效，更重要的是能保喉、保乳、保肛、保肢等，避免或缩小人体残缺。

53

哪些恶性肿瘤患者术后要做放疗？

对于手术后肿瘤残留或者复发危险性大的患者均应行术后放疗，一般宜在术后2～4周进行。目前临床上术后放疗广泛应用于脑瘤、头颈部肿瘤、肺癌、食管癌、乳腺癌、胃癌、胸腺肿瘤、软组织肿瘤、直肠癌、宫颈癌、肾癌、睾丸精原细胞瘤等。即使同一种恶性肿瘤，不同分期的患者术后放疗为患者带来的益处大小也不一样，以非小细胞肺癌为例，术后病理发现纵隔淋巴结转移的患者才需要术后放疗，仅有肺门淋巴结转移者术后放疗价值不大。

十四 同步放、化疗适用于哪些恶性肿瘤患者？

同步放、化疗是指同时对肿瘤患者进行放疗和化疗。放疗和化疗同步可以缩短总治疗时间，减少肿瘤细胞再次增生及耐药出现的概率，有利于杀灭肿瘤细胞。放、化疗综合治疗一般适用于较年轻（70岁以内）、体质较好、肿瘤局限、有希望根治的患者，目前常多用于中期肺癌、食管癌、头颈部肿瘤、胰腺癌、直肠癌及软组织肿瘤等。

十五 放疗过程中和结束后有哪些注意事项？

不同种类、不同部位的恶性肿瘤患者在放疗中和放疗后需要注意的事项有共性，但并不完全相同，比如放疗中应注意多进食高蛋白、高维生素、易消化的食物，多饮水，对于状态较差的患者可以给予静脉高营养，以补充体内的严重消耗。还有，需注意保护照射区皮肤，注意复查血象及肝、肾功能等。放疗后则应着重注意饮食营养、保护照射区皮肤等。胸部放疗后几个月内一旦发热应尽快联系原放疗主管医师，判断是普通肺炎还是放射性肺炎，两者的治疗方法不一样。

放疗患者应该怎样调理饮食？

在放射治疗中，放疗患者应注意营养的补充，保证足够的蛋白质及热能。在饮食方面应选择一些营养丰富而具有香气、容易消化吸收的食物，如肉类、鱼虾类、蛋类、奶制品和新鲜蔬菜、水果以及香菇、蘑菇、木耳等菌类食物，少食油腻食物。而且，一般来说，患者宜以流食、半流食为主，并需根据患者的状况酌情确定数量和次数。此外，在放射治疗期间或放疗后，因易出现放射线反应所致的津液亏耗、口干舌燥、舌红少苔等症状，在饮食上还应增加一些滋阴生津的甘凉之品，如藕汁、荸荠、梨汁、枇杷、绿豆、西瓜、冬瓜、银耳等，切忌辛辣的刺激性食物。当然，由于放射治疗恶性肿瘤的部位不同，还应根据具体情况酌情调整饮食。

　放疗有哪些常见副反应？应该如何处理？

放疗副反应的大小因放疗部位、体积、剂量、是否合并化疗、个体差异而异。大体说来，可分为急性反应和慢性反应两大类。

急性反应指的是治疗后不久即开始出现的反应，通常在治疗停止后几周内完全消失。急性反应包括全身反应和与放疗部位相关的局部反应。全身反应一般表现为口干、食欲缺乏、疲劳、血象下降等，给予对症处理，如加强口腔护理、漱口、加强营养等，可以减轻症状，一般不必中断放疗。局部反应主要包括皮肤反应、口腔与气管黏膜反应、胃肠反应及局部出血等，给予对症处理能够减轻或去除症状，严重时需要中断放疗。

慢性反应是指放疗后数月或数年才出现的反应，主要包括放射性龋齿、放射性皮肤（肌肉）纤维化、放射性肠炎、放射性中耳炎、放射性脑脊髓炎等，一般无特效处理办法，只能对症治疗，因此，对慢性反应，预防性处理尤为重要。

放、化疗之前为什么要验血?

因为无论放疗还是化疗,都会影响患者的骨髓造血功能,出现白细胞减少,还可能合并血小板减少或红细胞减少,因此,对于肿瘤患者,放、化疗前检查血象是必要的。如果血象偏低,应该延缓治疗。放、化疗可能对肝、肾功能有影响,还须检查肝、肾功能。

 精确放疗有望根治哪些恶性肿瘤?

随着放疗技术的发展,肿瘤放疗的局限已越来越少。目前,单纯放疗可以根治的恶性肿瘤包括鼻咽癌、喉癌、舌癌、扁桃体癌、恶性淋巴瘤、阴茎癌、宫颈癌、皮肤癌、上段食管癌及早期肺癌、早期肝癌等。目前北京大学肿瘤医院启用了高精度快速放疗新技术——速光刀,一周之内 4～5 次的大剂量病灶精确放疗,将给更多患者,尤其是早期肺癌患者带来根治的希望。

(朱广迎 肖绍文)

 什么是恶性肿瘤的分子靶向治疗?

随着分子生物学技术不断发展,人们从分子水平对恶性肿瘤发病机制有了进一步的认识,把恶性肿瘤生长或增殖机制中起决定性作用的特异性分子作为靶点,设计和研制出针对这些靶点的药物,开展了"分子靶向治疗"。分子靶向治疗包括靶向表皮生长因子受体(FGFR)阻断剂、针对某些癌基因和癌细胞遗传标志的药物、针对某些特定细胞标志物的单克隆抗体、抗肿瘤血管生成药物、抗肿瘤疫苗治疗等。分子靶向治疗就像用炮弹准确攻击靶点,特异性较强,不仅可以发挥更强的疗效,还可以减少对正常细胞的毒副作用,不良反应少。不过,分子靶向治疗仅对某种或某些肿瘤的亚群患者有效,这是与传统的细胞毒化学药物的不同之处。靶向治疗药物还存在耐药性的问题，目前尚无有效的应对措施。

总之，目前恶性肿瘤的药物治疗正逐步从单纯细胞毒性攻击过渡到分子靶向性的调节。分子靶向治疗中仍有需要深入研究的领域，有着巨大的应用前景。

（王　宁　孙婷婷　杨　雷）

 如何理解中西医结合治疗肿瘤？

中西医结合治疗肿瘤是运用中西医两种不同治疗方法解决患者的不同问题，是我国医务工作者在长期的医疗实践中不断探索总结并逐渐完善的一种独具特色的治疗方法，已得到中西医专家的共识。

如手术后根据情况可采用术后调理和术后辅助治疗的不同治疗原则（治则）；放、化疗期间，以减轻放化疗的毒副反应为主，采用中医扶正祛邪的治则；在放、化疗休息期间，应尽快恢复患者的体力，特别是以重建患者的免疫和骨髓造血功能为主，采用扶正固本的治则；在系统治疗完成后肿瘤负荷已明显缩小，应恢复机体的功能，提高患者自身的免疫力巩固疗效，采用中医扶正抑瘤的治则。对于中晚期肿瘤，特别是治疗后复发和多处转移的患者，病情复杂，既要考虑到患者的机体状况，又要考虑到肿瘤局部和播散的情况，以及所采用的治疗方法给患者带来的利、弊影响，进行全面分析与权衡。当肿瘤给患者造成的痛苦严重影响生活质量或造成生命威胁时，应以尽快解除或减轻患者的痛苦为主，即采取急则治标的方法；当患者的体质较差，但尚未失去治疗机会时，应通过中西医结合手段给予扶正，待体质恢复后再进行适合的化疗或其他治疗，即缓则治本的原则；当患者因体质、年龄、内科疾病等因素或经多次治疗无效而不再适合进行积极治疗时，则应以减轻患者的痛苦，延长带瘤生存为主，即中医标本兼治的原则。

中西医结合治疗肿瘤的目的，就是争取在有效控制肿瘤的前提下，

57

充分利用祖国医学和现代医学知识，尽可能减少患者痛苦，提高患者的生存质量，延长带瘤生存。

 中医在肿瘤治疗中的作用有哪些？

肿瘤患者常会问这样一些问题，"我不想手术和化疗，能吃中药治疗肿瘤吗？""听说化疗毒性很大，病人受不了，用中药治疗行吗？"我们说，中药只是肿瘤综合治疗的方法之一，中医药不能代替手术、化疗和放疗。那么，中医在肿瘤治疗中有哪些作用呢？从目前的证据和经验来讲，中医药有以下作用：

一、减轻放化疗的副作用，提高机体的耐受力。化疗药往往都有一定的毒副作用，根据化疗药的不同，副作用的表现也不同。如白细胞下降、恶心、呕吐、腹泻、手足麻木等，中药可辅助西药减轻这些副作用，同时还可改善机体脏腑的功能。如通过养血补肾法，保护骨髓的造血功能；通过和胃止呕法，在减轻恶心症状的同时改善食欲；健脾止泻法，减轻化疗引起的腹泻；用活血通脉的方法减轻手足麻木；用养阴生津法，改善放疗引起的口干等。在减轻放化疗副作用的同时提高机体的耐受力，使患者较顺利地完成放化疗。

二、改善不适症状，提高生活质量。很多患者在治疗中都会出现不同的症状，如咳嗽、腹泻、口干、失眠、食欲不佳、疲乏、疼痛等，这些症状给患者造成了很大的痛苦，甚至影响治疗。中医通过辨证施治，可改善患者的不适症状，减轻患者的痛苦，同时减轻心理压力，提高生活质量。

三、配合放化疗增加疗效。许多临床研究证实中西医结合治疗可提高肿瘤的治疗效果。如晚期非小细胞肺癌的治疗，鼻咽癌的放疗，晚期胃癌的治疗等，国内外一些临床试验进一步证实了中西医结合在控制肿瘤和延长患者的生存方面有更大的优势。

四、对于不能接受手术或放化疗的患者，特别是一些晚期肿瘤患者多次治疗后产生耐药，或因严重的内科疾病、重要脏器功能严重受损等，接受相对积极的治疗有较大的生命风险，中医药是可以选择的一种方法。特别是通过中医的整体调节，扶正抑瘤，可以提高带瘤生存的生活质量。而且价格相对便宜，特别是汤药，对于经济困难的患者可以承受。

五、养生康复。由于治疗不可避免地会对机体有不同的伤害，很多患者在治疗后面临如何康复的困惑。祖国医学在调养、锻炼、扶正及恢复机体功能、增强体力等方面有一定特点和宝贵经验。希望患者在有经验的专科医生指导下，结合自身情况调理身心，恢复健康。

任何一种治疗方法，都有其适应证和局限性。我们要客观了解中医在肿瘤疾病治疗中的作用，才不会盲目走入治疗的误区啊！

（李萍萍）

 中药能防止癌症复发、转移吗？

癌症的复发、转移受多种因素的影响，如肿瘤本身的生物学行为、病期、病种以及患者选择的治疗方法、机体免疫功能状况等。目前在处理原发肿瘤，控制其复发、转移方面仍以手术、化疗、放疗以及靶向治疗为主。单纯依靠中药来防止癌症的复发和转移，是很难做到的。不过中药可减轻各种治疗的不良反应，调节和增强机体免疫功能，促进身体康复，提高患者的抗病能力，与目前治疗癌症的几种手段相互配合，合理有序地应用，有助于防止癌症复发。但是，中药能预防癌症复发、转移的结论目前尚缺乏有力的循证医学证据的支持。

中药能代替化疗吗？

化疗是癌症治疗的主要手段之一。化疗药物具有杀伤肿瘤细胞的作用，但同时对于体内的一些正常细胞也具有损害作用，也就是化疗的毒副作用。中医中药可调整机体的内环境、增加免疫力、提高机体对手术及放/化疗的耐受性、减轻放/化疗的毒副作用。中医中药对一些不能接受放/化疗的患者也是一种治疗选择。但是，中药不能代替西医化疗。

（陈衍智）

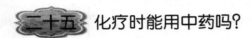 化疗时能用中药吗？

化疗期间可以服用中药，以减轻化疗的副反应。对于化疗所导致的如恶心、呕吐、便秘等消化道反应，辨证使用降逆止呕、润肠通便等中药，可以减少止吐药的使用，改善患者的症状；对于化疗期间骨髓抑制、血象受到影响的患者，辨证使用益气养血、扶正生血等中药，可以保护患者的骨髓，降低骨髓抑制的程度，减少粒细胞集落刺激因子等的使用时间和剂量；对于化疗期间出现的诸如口腔黏膜炎、周围神经损伤以及化疗所致的静脉炎等，目前西医尚无有效的治疗方法，而根据中医辨证的思路进行组方的口服、外用中药具有一定的疗效，可减轻上述症状。

在化疗期间配合使用中药时需要注意避免使用影响化疗疗效的中药。如乳腺癌激素受体阳性的患者，在化疗或内分泌治疗期间会出现潮热、出汗等症状，使用疏肝凉血的中药可以改善上述症状，但需要注意避免使用含有植物雌激素的中药，以免干扰患者化疗或内分泌治疗的疗效。

二十六 癌症治疗何时使用中药？

根据癌症患者治疗的需要以及治疗的不同阶段，中药可以发挥不同的作用。如手术患者，在术后，可以服用中药加快伤口愈合，改善围术期的不适症状；放疗、化疗患者，配合服用中药可以减轻放、化疗的毒副反应，帮助其完成治疗计划；目前一些接受新型靶向药物治疗的患者，也可出现诸如皮疹、腹泻等副反应，根据中医理论进行辨证治疗，对减轻副反应有帮助；对于晚期肿瘤患者，不能耐受手术、放疗、化疗等抗肿瘤治疗者，可以使用中药进行扶正抗癌姑息治疗；对于定期复查、随访的癌症患者，可以选择中药进行巩固治疗。

在癌症治疗的全过程，根据患者出现的临床问题可用中医药进行调理辅助治疗。同时根据患者的具体情况，可以选择口服汤药、中成药、静脉药物以及中药外敷、药浴等不同的给药方式。

 放疗时用中药解决什么问题？

接受放射治疗的患者可以服用中药，主要作用是减轻放疗的副反应。根据不同的放射部位、放射剂量及患者体质的不同，患者会出现诸如疲乏、咳嗽、黏膜炎、骨髓抑制、放射性肠炎等副反应，可以使用中药对症治疗。如患者感到疲乏，可以使用益气养血、扶正的中药；放射性肺炎引起的咳嗽、咳痰等不适可以使用清肺润燥、止咳化痰的中药；口腔黏膜炎、放射性食管炎等可以使用清热凉血、滋阴润燥的中药含漱以保护黏膜；因放射治疗所造成的骨髓抑制，可以使用益气养血的中药口服；有腹泻、腹痛、里急后重等症状的放射性肠炎患者，可以使用清热解毒、凉血止痢的中药口服或坐浴，可改善症状，提高生活质量。

（薛　冬）

术后如何用中药调理？

术后的中药调理，要根据手术情况、术后反应和不同症状分别进行处理。如果患者进行的是肿瘤根治性的手术切除，术后分期非常早，并且没有什么术后不良反应，可以不使用中药，定期复查随访就可以了。如果患者术后分期比较早，但是术后出现了较明显的不良反应（如肺癌术后出现的咳嗽、咳痰、气短、发热、多汗；胃肠道手术后出现的食欲减退、腹胀、排便不畅等），应针对上述术后不良反应，辨证施治，以使正气尽早恢复。

61

对于虽然进行了根治性手术，但是分期偏晚、需要进行术后辅助放/化疗的患者，中药应以改善症状、扶正固本为主，尽快恢复身体，为进一步的放/化疗创造条件。在术后放/化疗期间，中药调理应以减轻放/化疗副反应、提高生活质量为原则。术后放/化疗结束后如果患者免疫力较低下或仍有一些临床症状（如乏力、失眠、潮热、咳嗽），可使用扶正固本及对症治疗中药，调整人体内环境，提高机体免疫力。

对于行姑息性切除的患者，术后可应用中药调整，使机体尽快恢复，为及早进行其他治疗奠定基础。在姑息性手术后进行放/化疗期间，中药同样应以减轻放/化疗副反应、提高生活质量为原则。对于因体质、年龄、基础疾病等因素不能耐受放/化疗的姑息性术后患者，可长期采用口服辨证汤药、口服中成药、静脉用中成药进行抗癌扶正治疗，以改善体质、增强免疫、间接抑制肿瘤细胞，进而减缓复发及转移，达到提高生活质量、延长生存期的目的。

中药是否需要长期服用？

应根据患者的病情、症状、治疗目的因人而异。对于因体质、年龄、基础疾病等因素不能耐受手术、放/化疗的患者以及放/化疗失败的晚期肿瘤患者，可根据临床经验长期采用口服辨证汤药、口服中成药、静脉用中成药相结合的方法进行抗癌扶正治疗，达到减轻症状、改善患者生活质量、增强免疫力和延缓病情发展的目的。在术前、术后和放/化疗期间，中药起到的是辅助治疗的作用，达到增强体质、促进术后恢复、减轻手术不良反应、减轻放/化疗毒副反应的目的。如手术后身体恢复较好，放/化疗结束后无不适症状也可以停用中药。即使是长期应用中药，同样应该坚持"辨证与辨病相结合"的原则，并根据病情变化进行调整，不能一个方子、一种成药用到底。同时，有些中药也有一定的毒性，长期服用会伤及肝、肾、脾、胃，所以患者应定期复查，长期随诊。

（李占东）

灵芝能抗癌吗?

灵芝是多孔菌科真菌赤芝或紫芝的干燥子实体,其化学成分主要含麦角甾醇、多种氨基酸、多肽及多糖类。现代药理学研究证实,灵芝在增强人体免疫力、调节血糖、控制血压、辅助肿瘤放/化疗、保肝助眠等方面均具有一定疗效。其品种不同,效果也有所不同,属于名贵药材之一。但是,也不可夸大灵芝的药理作用。灵芝辅助治疗癌症是通过扶助人体正气、整体调节机体免疫力、改善生存质量而言,其确切的抗癌作用还需进一步临床观察以证实。

 冬虫夏草的作用很神奇吗?

冬虫夏草是麦角菌科真菌,冬虫夏草寄生在蝙蝠蛾科昆虫幼虫上的子座及幼虫尸体的复合体,是一种传统的名贵滋补中药材。之所以名贵,是因为冬虫夏草仅在青海、西藏、四川、云南等地少量分布,而且采收时间很短,但决不可因此而将其作用神奇化。

冬虫夏草的作用主要是补肺平喘、补肾壮阳,所以,可以用于肺肾亏虚、劳嗽咳血、腰痛体虚等病症。其成分主要有虫草酸、多种氨基酸、糖类、脂肪及维生素等,现代研究显示其具有调节免疫系统功能、平喘化痰、降压降脂、抗疲劳等多种功效。

(李元青)

 服用中药需要忌口吗?

癌症患者的忌口应因病而异、因人而异、因治疗方法而异,不能笼统地、机械地规定能吃什么,不能吃什么。

要注意忌口与病情、病性的关系,也就是针对疾病的寒、热、虚、实、脏、腑、表、里等病证,结合食物的性、味全面考虑,凡于病不利的饮食皆为所忌。如癌症患者毒深热盛，口渴烦躁，发热便秘，这时宜多吃水果汁、西瓜、米粥及一些清凉健胃、消渴除烦的食品，切忌过食生冷及油腻之物。有的消化道肿瘤患者术后或某些患者放疗后出现胃阴不足的症候，如口干纳少、舌红无苔、时有恶心，这时应禁忌辛热、香燥伤阴的药物和食品。总之，病中的忌口，要与辨证相结合，患者所用膳食，必须与治疗原则和方案相适应，否则就非患者所宜。

其次，是药后忌口，即与服药有关的忌口。例如患者正在服健脾和胃、温中益气的中药，而饮食却摄取性凉滑肠之品就不合适。就病症和体质而言，平素脾肾阳虚容易腹泻的人，须忌食生冷黏腻滑肠食品；肺胃阴虚口干舌红的人，切忌辛热、香燥食品如辣椒、胡椒、生姜、生葱及煎炒的干果等。

（许轶琛）

进补需要注意什么？

中医认为，人体内部以及人体与自然界之间是一个阴阳平衡的整体，一旦这种平衡被打破，疾病就会随之而至。中医中药治疗正是运用辨证施治的方法，利用中药的不同性状（四气、五味）作用于人体来调整这种不平衡的阴阳关系，以达到"阴平阳秘"的和谐状态，达到治疗疾病的目的。

人的体质是多种多样的，并且随着内外环境的变化而变化。因此，癌症患者进补要因人、因时制宜，讲究个体化，不能一概而论，盲目进补就可能适得其反。

（一）因人制宜

因人制宜是指根据中医辨证施治的原则，首先需要明确自身的体质状态和疾病证候，分清虚证或实证，"虚则补之，实则泻之。"若属于虚证，也须辨明是属于气虚证、血虚证、阳虚证或阴虚证。气虚就应该用补气中药，血虚用补血药，阴虚用补阴药，阳虚用补阳药，这样才能有效地促进人体的健康。如果阴虚者用了补阳药，而阳虚者用了补阴药，恰似火上浇油、雪上加霜。所以，选择补品时一定要根据自己身体的具体情况，有针对性地选择恰当的补品，以达到增强体质、防病治病的目的。

（二）因时制宜

因时制宜是指根据不同季节气候特点结合个人体质选择合适的补品。四时气候的变化，如春温、夏热、秋凉、冬寒，均对人体生理病理有一定影响，因而在不同季节，要根据体质变化情况，适当调整进补药品的品种和剂量。

（三）持续进补，适量适度

中药进补属于"慢功"，要针对自身体质类型选择合适的补品，同时还要注意进补要适量，并持续一段时间，方能见效，一定要避免暴饮暴食。

（四）顾护脾胃

脾胃功能的好坏不仅影响到身体对补品、补药的吸收利用，还决定着对基本饮食的消化吸收和利用，因此，在食补和药补的过程中要十分注意保护好脾胃。清代名医叶天士提出了"胃喜为补"的原则，要求补品和补药的选择应适合进补者的口味，吃下去感觉舒服就是"胃喜"，原则上讲对进补者是有益的；反之就叫做"胃恶"，对脾胃是没有好处的。

（孙　红）

三十四 出现疼痛是否已属癌症晚期？

很多患者对疼痛存在恐惧心理，认为出现疼痛就是癌症晚期了。虽然疼痛是癌症晚期最常见的症状，但并不意味着出现疼痛就一定预示着癌症已经进展到晚期。疼痛是身体对伤害的感觉，只要机体受到一定程度的刺激都会有疼痛出现。特别是当神经末梢丰富的部位（如胸膜、肝被膜、骨膜等）出现病变时就很容易出现疼痛。这往往与肿瘤生长浸润的部位有关，而与是不是晚期没有关系。

三十五 服用止痛药会成瘾吗？

担心止痛药成瘾是很多患者心理上的误区。药物成瘾是指对药物的精神依赖，表现为用药失控、强迫性用药、即使带来伤害也继续用药、对药物有强烈渴望。第三阶梯止痛药属于强阿片类，在长期使用过程中可能会出现躯体依赖，表现为突然停药时出现停药综合征，但这并不影响药物的正常使用，也不是成瘾的表现，只要注意逐渐减量即可。躯体依赖不是精神依赖，服用止痛药不会成瘾。

（王　薇）

三十六 应该告诉癌症患者本人病情吗？

当一名患者被诊断患有癌症后，医生一般暂时不会把真实病情告诉患者而是先告知家属。作为患者的家属，当得知自己至爱的亲人患了癌症，往往悲痛欲绝，伤心不已，面对突如其来的打击，患者家属应该怎样应对？是将病情告诉患者，还是一直瞒下去呢？

患者家属应坦然面对现实，主动与医务人员进行充分沟通和交流，尽可能详细地了解病情、治疗方案以及可能的预后，做到从容不迫、沉着冷静，配合医务人员进行周密的治疗。

在面对癌症患者时，常有家属强调"保密"，觉得千万不能告诉患者真实的病情。当然这种心态是可以理解的，毕竟现实生活中有个别患者在得知自己患癌症后非常惊恐，悲观忧虑，觉得没有活下去的希望。但这只是极少数的现象，求生是人的本能，当患者知道真实病情后在经过最初一段时间的绝望后，会逐渐冷静并接受事实。而且隐瞒病情侵害了患者的知情权，癌症的治疗不是医生单方面的事情，而是需要患者本人积极参与和配合，才能顺利完成治疗。所以家属应该与医务人员一起，在适当时期将真相告诉患者本人。在告诉患者病情时要根据患者的心理承受能力，采取暗示性的语言，逐步、渐进地向患者传递真实的病情信息。在传递信息时，要密切观察患者的反应，灵活掌握分寸和节奏，使患者不至于受到突然的心理打击，而是在不知不觉中慢慢接受现实。逐渐告诉患者真实病情有利于患者做好充分的思想准备，不再疑神疑鬼，反而心里踏实，从而积极配合医生进行治疗，有利于癌症的早日好转或康复。

三十七 怎样进行癌症患者的家庭护理？

家属良好的态度和正确的护理方法对患者的预后会产生有益影响，所以癌症患者家属应该学习一些基础护理技术和肿瘤康复相关知识，以提高护理水平，保证患者的生存质量，延长生存期。

在生活起居方面，患者居室最好向阳，每天通风 2 小时，卧床的患者居室生活垃圾、排泄物须及时清理并增加通风次数。保持患者床铺干净平整，帮助患者经常翻身、变换体位，防止长褥疮。患者餐具须定期消毒处理（煮沸 30 分钟），还要注意患者的口腔卫生，勤漱口、刷牙，防止口腔感染。

在饮食方面，应该保证营养结构合理，食物多样化，增加营养以补充治疗期间身体的过度消耗。饮食以低脂肪、高蛋白、高糖类、高维生素、清淡易消化食物为宜。多食用家禽、蛋类、奶制品、豆制品类补充蛋白质，食用各种新鲜蔬菜和水果补充维生素。还可以有针对性地选用海带、紫菜等具有软坚散结、清热解毒的食物，以辅助癌症治疗。此外，还要注意食物的色香味和就餐环境，增强患者食欲，愉快地进食。对于低盐、流质等特殊饮食，应严格遵守医嘱，不能自作主张，随意更改。

在机体功能恢复方面，康复期的患者可参加力所能及和有益身心的体育活动，对提高机体抵抗力很有好处。掌握好运动量和运动节奏是关键，锻炼时心跳次数每分钟最好不超过 90～110 次，以身体稍感疲劳但精神饱满、心情舒畅为宜。合理安排锻炼时间也很重要，冬日的早晨特别是有雾的早晨不宜锻炼，夏季的高温、高湿天气也不是锻炼的好时机。总之，癌症患者的体育锻炼要因时、因地、因人而异，循序渐进，长期保持。

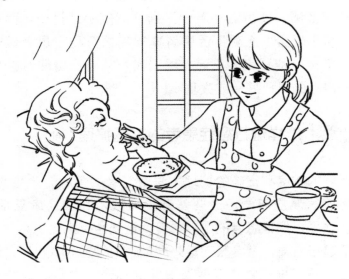

三十八 家中有癌症患者，我们应该怎样给予心理支持?

癌症患者的整个治疗、康复过程中离不开社会和家庭的支持，家庭的温暖和亲人的鼓励、安慰可以使患者更快地从痛苦和绝望中解脱出来，重新燃起生命的希望。

一旦被确诊为癌症，患者将会出现各种心理反应，如焦虑、猜疑、恐惧、抑郁等，有的还会产生性格变异。可以采用以下方法给予患者心理支持，以解除患者的不良心理反应。

1. 鼓励患者面对现实，树立战胜疾病的信心，勇敢地与癌魔作斗争，找回生存的意义。当患者相信医药有效，在精神上有所寄托时，则会积极配合治疗和护理，产生良好的心理状态和乐观的情绪，有助于癌症的康复。

2. 松弛身心，保持平静心情。如果患者有悲观失望的情绪，家属应该主动与其谈心，讲一讲有趣的故事，同时要鼓励他参加力所能及的文体活动，如打太极拳、慢跑、做家务、与人聊天、阅读书刊、欣赏音乐、练字画、养花、钓鱼、下棋、打牌等，帮助患者融入集体，回归社会。

3. 适当的疏导。患者内心苦闷、压抑，有些性格变异的患者还会无缘地向家人发火抱怨，此时家属们应该给予充分的关怀和理解，不与患者争执，创造良好的家庭氛围，积极倾听患者的心声，并给予劝解。鼓励患者尽量疏泄，尽可能地了解和满足患者的种种需求。如果周围有同患癌症的病友，可以鼓励患者多与他们交流，在获得鼓励的同时，还可以学习他人面对癌症时的成功经验。

（王　宁　孙婷婷　杨　雷）

69 ●

下 篇　各　论

癌症不是一种病，而是一类病，不同部位的癌症各有特点。您和您的家人是某些癌症的高危人群吗？如何实现早发现、早诊断、早治疗？针对不同的癌症，什么样的治疗方法最科学、规范、有效？在以下章节中，专家将为您一一解读。

第六章

肺　　癌

远离烟草，珍爱生命；拒绝二手烟，让肺自由呼吸。
　　　　　　——北京大学肿瘤医院胸外二科主任
　　　　　　杨跃教授为你解读肺癌

 一　肺有哪些基本结构和功能？

　　要想了解肺癌，首先我们要了解肺的大致结构和功能。肺是人体中气体交换的场所，是呼吸系统的重要组成部分，它是以支气管反复分支而形成的支气管树为基础结构的海绵状器官（图6-1）。肺位于纵隔两侧的胸腔内，左肺分为上、下两个肺叶，右肺分为上、中、下三个肺叶。吸气时，空气中的氧气被我们经口、鼻吸入体内，经过气管及各级支气管的不断运输最后到达终点站——肺泡。在这里，氧气被"吸收"到血液中，同时血液中的二氧化碳被"排泄"到肺泡内，这个过程就叫做"气体交换"。接下来，血液中的氧气通过循环系统被输送到全身各处，而被"废弃"的二氧化碳则由肺泡经支气管树的运输到达口、鼻，最终排入到外界空气中。这就是肺的基本生理功能。

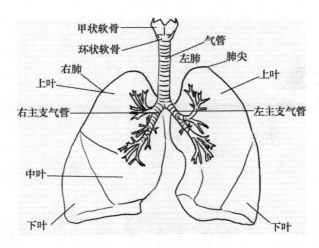

图 6-1　肺和支气管树

 什么是肺癌?

　　肺癌是当今世界上对人类健康与生命危害最大的恶性肿瘤, 2002年全世界新发病例为 135 万, 死亡病例 118 万, 均居恶性肿瘤的第一位。肺癌发病年龄多在 40 岁以上, 患病者以男性居多, 男女比例约为(3~5):1。我国是世界肺癌大国, 目前肺癌在男性中位居恶性肿瘤发病率的首位, 在女性中则为第 2 位, 而死亡率在男、女性恶性肿瘤中均位居首位。据世界卫生组织预测, 到 2025 年, 我国每年新增肺癌死亡病例将超过 100 万, 患病人数将居世界之最。

　　那么肺癌究竟是怎样一种疾病呢? 我们通常所说的肺癌是指起源于支气管黏膜上皮或肺泡上皮的恶性肿瘤, 也称为原发性支气管肺癌, 也就是说, 肺癌其实是来源于肺内"运输管道"管壁的肿瘤。除此之外, 发生在肺部的恶性肿瘤还包括间叶组织来源的肉瘤, 淋巴系统来源的淋巴瘤, 以及起源于其他器官后来又转移到肺部的恶性肿瘤, 如肝癌、胃癌及乳腺癌等。这里我们主要谈的是原发性支气管肺癌。

 肺癌是怎样生长和扩散的?

　　原发性支气管肺癌虽然最开始起源于支气管壁, 但肺癌组织不仅可以沿支气管壁生长，而且能轻易突破管壁，向管内生长，堵塞管腔，引起肺不张和肺部感染；向外侵入肺组织内形成实性肿块；它还能进一步突破肺组织而侵犯周围邻近的组织和器官，如肋骨、神经、心脏、大血管、食管、膈肌等。此外，癌细胞还能进入淋巴系统而转移到肺内淋巴结、纵隔淋巴结、锁骨上及颈部淋巴结；通过血液系统而转移到远处的各个脏器，如脑、骨、肝和肾上腺等，同时还能引起肺内及胸膜腔内的播散。由此，肺癌的"邪恶"可见一斑，它能导致如此高的死亡率也就不足为奇了。

四 肺癌的大家族中有哪些成员？

肺癌通常可以分为两大家族，即小细胞肺癌和非小细胞肺癌，两者在临床特点、治疗方式以及治疗效果上均有所不同。其中约五分之四的肺癌属于非小细胞肺癌，这个家族又可进一步分为腺癌、鳞状细胞癌、大细胞癌、类癌等众多亚型；而小细胞肺癌所占的比例约为五分之一左右。与非小细胞肺癌相比，小细胞肺癌癌细胞分化程度低，疾病进展更快，早期就可出现淋巴或血行转移，对放射治疗（简称放疗）和化学药物治疗（简称化疗）较为敏感，因此对小细胞肺癌提倡以放/化疗为主的治疗模式。另外，起源于肺段及以上较大支气管的肺癌一般称为中央型肺癌，其位置常常靠近肺门，给手术切除带来难度，这种肺癌以鳞状细胞癌和小细胞肺癌居多。而起源于肺段以下支气管的肺癌则称为周围型肺癌，以腺癌更为常见，影像学上常表现为肺部孤立的结节或肿块。

五 吸烟和"被动吸烟"会导致肺癌吗？

吸烟是目前世界上公认的能引起肺癌的最主要因素，不论是主动吸烟还是被动吸烟（即"二手烟"）都是这样。看看接下来这些触目惊心的数字你就能大概了解吸烟的危害有多大了：据统计，80%以上由环境因素引起的肺癌为吸烟所导致；在美国，大约88%的男性肺癌死亡原因及 71% 的女性肺癌死亡原因归咎于吸烟；有资料显示，吸烟量越大、时间越长，患肺癌的机会越多，长期每日吸烟 25 支以上的人患肺癌的概率是不吸烟者的 25 倍；而长期与吸烟者共同生活的人比正常人患肺癌的概率高出 6～17 倍！而我们一般会把吸烟指数（吸烟指数 = 每天吸烟支数 × 吸烟年数）大于 400 支年的人列为肺癌的高危人群。对女性而言，吸烟所带来的危害比男性更大，因为女性和男性相比在基因上对吸烟暴露所致肺癌的易感性更强。曾有人报道，在同样的吸烟条件下，女性患肺癌的风险是男性的 1.5 倍。即使自己不吸烟，女性也难免会受到周围 "二手烟" 的危害。

吸烟所导致的肺癌与不吸烟者的肺癌相比，在生物学行为、治疗反应和治疗效果上也具有不同特征。比如，吸烟所引起的肺癌多为小细胞肺癌和鳞状细胞癌，这些类型的肺癌恶性程度高，对靶向药物治疗的反应低，死亡率也较高，对人类健康的威胁无疑更大。

为什么吸烟能引起肺癌呢？我们知道，烟草中含有上百种复杂的化学成分，在吸烟过程中烟草的燃烧可以产生 40 多种致癌物质，如多环芳烃类化合物、亚硝胺类、砷、镍、铬、酚类、一氧化碳等。这些致癌物质可以通过不同机制损害支气管黏膜上皮细胞的 DNA，激活某些癌基因，使某些抑癌基因突变或者失活，使得细胞内的遗传信息发生改变而导致癌变。

可以想象，我们要想远离肺癌的威胁，戒烟无疑是最有效的措施之一。有资料表明，在一个人戒烟之后，其肺癌的发病风险会逐年下降，停止吸烟 15 年可使肺癌的发生率降至正常人的水平。对吸烟者来说，任何时候戒烟都是有意义的，戒烟越早，患肺癌的危险就减少得越明显。而对非吸烟者而言，不但自己不要吸烟，还要注意远离 "二手烟" 的侵害，劝告周围的烟民努力戒烟。我们看到，在世界上一些发达国家和地区，烟草控制对降低肺癌危害的作用已经开始显现。以美国为例，吸烟人群比例自 1965 年以来下降了 65%，而美国男性公民的肺癌发病率及死亡率自 20 世纪末开始也随之有明显下降趋势。相比之下，我国目前拥有世界约三分之一的烟民，尤其是男性居民吸烟率很高，烟草消费量居高不下，人们对吸烟的危害性认识远远不足，我国的控烟之路依旧任重而道远。

 肺癌和大气污染有关系吗?

随着现代工业的发展，密集的城市人口、汽车尾气和工业燃料废气的排放使得大气污染已成为全球性的人类公害。比如在我国中东部的冬春季常可见到一种"雾霾"天气——整个天空被灰蒙蒙的雾气所笼罩，能见度低，视野模糊，有时空气中还会散发一种怪味，这种极端天气其实就是大气污染物经过一系列光化学反应所形成的"二次污染"所导致的。目前，国外已有多项研究表明大气污染程度与肺癌的发病率和死亡率密切相关。已经证实的可以导致肺癌发病、增加肺癌死亡风险的"元凶"包括可吸入颗粒物、氮氧化合物、二氧化硫、多环芳烃以及重金属等多种成分，这些大气中的有毒物质正悄无声息地蚕食着我们的健康。对此，我国政府已经采取了多种措施治理大气污染，减少碳排放，力争维护公众健康。作为个人来讲，一方面应积极响应政府号召，一方面也要做好自我防护，例如在"雾霾"天气时，喜欢晨练的人应避免户外活动，否则越是运动，越会成为空气中有毒物质的"吸尘器"。如果出行，最好也戴上口罩、纱巾，以防止吸入过多的污染物。

 "危机四伏"的室内环境——您注意了吗?

调查发现，女性长期在厨房接触高温油烟会使其患肺癌的风险增加 2～3 倍，而在患肺癌的非吸烟女性中，有超过 60％的女性长期接触厨房油烟，有 32％的女性喜欢用高温油煎、炸食物。有研究表明，高温食用油不仅对人的鼻、眼、咽喉黏膜有较强的刺激作用，更重要的是油烟的复杂成分中含有多种致癌物和促癌物，如苯并芘、杂环胺类、酚类以及烷烃等，这些物质被我们吸入呼吸道后可以导致人体细胞染色体损伤，从而诱发支气管黏膜上皮细胞癌变。因此，提倡厨房通风设备的改进，倡导健康的烹饪习惯对预防肺癌至关重要。对此专家建议：烹饪时应尽量使用高质量的食用油，不要使油温过高，尽量不超过200℃（以油锅冒烟为极限）；其次，厨房要经常保持自然通风，下厨前最好先开足排油烟装置通风，而烹饪结束后再继续排油烟最少10分钟，以降低因吸入大量油烟而患肺癌的可能性。

另外，在我国某些肺癌高发地区，人们发现当地室内燃煤的习惯与肺癌发生有着密切联系。进一步研究证实，当地肺癌高发的"罪魁祸首"正是以煤作为燃料而产生的致癌物——苯并芘。由于冬季门窗紧闭，空气交换差，室内苯并芘的浓度会异常升高。有人曾采集燃煤取暖的室内空气进行分析，结果发现苯并芘的浓度竟然超过建议卫生标准的6000倍！因此，改变某些居民冬季燃煤取暖的习惯，采用更环保、更健康的取暖方式无疑是降低当地肺癌发生率的有效措施之一。

除了燃煤，污染室内空气的还有一个不得不提的"隐形杀手"——氡气。据统计，在工业国家中，5%～10%的肺癌归咎于氡气，而在美国，氡气更是仅次于吸烟的第二大肺癌危险因素。那么氡气到底是一种什么物质呢？氡是自然界唯一的天然放射性惰性气体，无色无味，无法察觉。它的危害在于其会衰变成其他放射性同位素，称为"子代氡"，这些同位素在空气中形成尘埃微粒，经呼吸道进入人体后会在肺部不断累积，长年累月而诱发肺癌。而我们室内的氡气主要来源于外界空气、土壤以及某些建筑材料中，而且由于有不可挥发的特性，氡气在室内的浓度并不会随着时间的推移而减少，只会越积越多。为此，我国相关部门已经对室内的氡气含量制定了严格的检测标准，当我们购置新居或装修房屋后，最好请检测机构对室内污染进行检测。如果室内氡浓度轻微超标，可以采用加强通风、提高房屋地面密封度等简便的办法降低室内氡浓度；如果超标比较严重，则要再进行一次检测，找出氡气的来源并清除掉，比如检测后发现是某种装修材料含氡较高，就要拆除该种装修材料，或者请专家根据具体情况设计防护方案，切不可大意。

 八 **从事哪些职业会增加患肺癌的风险？**

在工业化生产中，一些特殊人群由于在工作环境中长期接触某些致癌因素，会导致肺癌的患病风险大大高于常人，由这种原因导致的肺癌我们称之为职业性肺癌。研究发现，共有 25 种能够导致肺癌的职业性化学物质，包括石棉、氯甲醚、铬、芥子气、砷化物、氡等。目前我国有关部门已明确了石棉、氯甲醚、铬酸盐、砷和焦炉逸散物导致的五种法定职业性肺癌的诊断标准。一般这类肺癌患者都会有明确的职业接触史，有几年至几十年不等的潜伏期，而发病年龄比一般肺癌患者要早 10～15 年。职业性肺癌多以小细胞癌或鳞状细胞癌为主，群体发病率、死亡率较高。实践表明，有效的预防措施能够大大降低高危人群职业性肺癌的发病风险。在工业生产中，我们提倡尽可能消除已明确的致癌因子，若难以完全消除，则应从工艺改造着手，提高机械化、密闭化、管道化程度，杜绝有害物质泄漏，防止环境污染，并且加强个人防护，尽量减少接触致癌因素的机会。

 九　肺癌会遗传吗?

多个流行病学研究发现，肺癌的发生似乎有潜在的家族聚集倾向。肺癌患者一级亲属（即父母、子女、兄弟姐妹）的患病机会显著增加，大约为普通人群的 2～3 倍，而这种遗传性在非吸烟者、女性以及鳞癌患者中体现得更为明显。科学家认为，发生这种现象的原因应归咎于肺癌的家族遗传易感性。那么何为肺癌的家族遗传易感性呢？通俗地说，遗传易感性就是指由于人体内某些基因的存在或突变而使该人群对外界环境中的某些致癌因子更敏感，也就是说，携带有这些基因的人群在相同环境中患肺癌的概率要大于其他人群。例如在吸烟人群中，即使大家吸烟程度完全相同，每个人患肺癌的概率也不一样，对于那些携带有肺癌易感基因的人，吸烟所产生的致癌物在他们体内的作用效果更加明显和突出，也就更易患肺癌。但是，假如你的直系亲属里有人患了肺癌，也不应为此产生不必要的惶恐，因为肺癌总是在外界环境因素和内在因素的协同作用下产生的，肺癌的遗传易感性只是内因，如果你能远离烟草和其他致癌物，保持健康的生活方式，是不会增加肺癌的患病风险的。

肺癌的发病还与哪些因素有关？

还有一些证据表明，一些良性肺部疾病可能与肺癌的发病存在一定关系，如肺结核、慢性阻塞性肺病以及长期反复发生的肺部炎症。此外，还有人认为在免疫抑制状态下容易患肺癌，因为有研究者发现肾移植术后接受免疫抑制治疗的患者中原发性肺腺癌的风险会增高。而在饮食方面，蔬菜、水果的摄入量低也可能会增加肺癌的患病概率。另外，心理精神因素与肺癌发生的关系也正在逐渐被人们所重视。工作强度大、睡眠质量差、性格急躁、抑郁而缺乏有效的自我解压途径等，均会显著增加肺癌发生的风险。

最后需要告诉大家的是，肺癌的发病是多个因素共同作用和长期积累的结果，这其中的很多奥秘也还在不断探索当中。但有一点可以肯定的是，只要我们以积极健康的心态，远离烟草，改正那些不良的生活习惯与方式，预防肺癌并不是件遥不可及的事。

 为什么肺癌的"早发现、早诊断、早治疗"很重要？

"早发现、早诊断、早治疗"一直被认为是提高肺癌生存率、降低死亡率的关键所在。只有在肿瘤还来不及"兴风作浪"的时候就把它扼杀在"摇篮"里，才能有机会取胜；否则它一旦成了"气候"，我们多数情况下就只能望"癌"兴叹了。在临床上，肺癌如果能够被早期发现并及时接受治疗是完全有治愈机会的。然而遗憾的是，早期肺癌的临床症状常常轻微而且并不特异，在生活中非常容易被我们忽视，从而导致多数肺癌患者在就诊时已是中晚期了，错过了肺癌治疗的最佳时机，效果也就不尽如人意了。因此，这就需要我们在生活中能尽早发现肺癌的"蛛丝马迹"，及时就诊，及时治疗。

 如何尽早发现肺癌？

我们知道，相当一部分的早期肺癌是几乎没有症状的，因此，专家提倡 40 岁以上的居民每年应进行胸部 X 线的检查，这是早期发现肺癌最简单、有效且经济实惠的方法。对于那些肺癌的高危人群（包括长期吸烟或被动吸烟者、慢性支气管炎或肺结核患者、从事特殊职业而长期接触致癌物的人群、有肺癌或其他肿瘤家族史的人群）来说，他们患肺癌的概率要大于一般人群，所以更应该进行定期筛查。针对重度吸烟者和高危职业人群，甚至可以将胸部 X 线的检查频率改为每半年一次，或者再结合痰细胞学检查。另外，还有一些专家提倡可以采用胸部低剂量螺旋 CT 来代替胸部 X 线筛查，以提高检出率，但这一建议目前并没有达成共识。

 肺癌有哪些常见症状？

（一）咳嗽

咳嗽这个症状很容易被人忽视，因为它太普通了，人们很难将其与肺癌联系到一起。而事实上，大约有半数以上的肺癌患者在就诊时会伴有咳嗽的症状。这主要是由于肿瘤或其分泌物刺激支气管黏膜所引起的，这一点在中央型肺癌的患者中尤为明显，特别是肿瘤在沿着管径较大，敏感度较强的叶、段甚至主支气管生长时，可以出现很典型的刺激性干咳，亦称为"干咳"。这种咳嗽常常无痰或伴有少量白色泡沫黏痰，但如果合并感染，痰液也可能呈脓性，痰量也会增加。对肺癌的高危人群来说，假如发现近期咳嗽的性质与以前相比发生了明显改变，或者难以用药物控制的时候，就应该警惕肺癌的可能性了。

（二）痰中带血和咯血

以痰中带血作为首发症状者大约占肺癌患者的 25%～35%，虽然发生率较咳嗽低，但诊断意义却大于咳嗽。其发生主要是由肿瘤生长的支气管黏膜表面血管破溃，或肿瘤中心缺血坏死引发出血而导致的。肺癌引起的痰中带血的特点是间断反复的少量血痰，往往血多于痰，色泽鲜红，可持续数日到数月不等，但大咯血较少见。由于这种血痰常来源于肿瘤区，混有大量癌细胞，因此痰液细胞学的检出率很高，对诊断肺癌非常有意义。

（三）胸痛

在肺癌早期，局部肿瘤侵袭所在组织可引起不定时的胸闷、压迫感或钝痛；如果支气管阻塞导致肺不张，造成壁层胸膜牵引，可引起反射性胸痛；如果肿瘤向外侵犯胸壁、膈肌及其邻近组织器官，可引起剧烈的持续性胸痛。有相当一部分肺癌患者是以胸痛、背痛、肩痛、上肢痛为首发症状的，但是常常被认为是"肩周炎"、"颈椎病"、"神经性胸痛"等，从而延误诊断和治疗。

（四）发热

肺癌以发热为首发症状者大约占20%左右。当支气管被肿瘤阻塞或管腔受压狭窄，以及肿瘤坏死形成空洞时都会导致继发感染，从而引起发热。这种所谓的"肺炎"经过消炎治疗虽能暂时缓解，但仍可反复发作，而且胸部X线片并不会明显好转，此时应进一步检查找出肺部感染的原因，不可因大意而忽略肺癌的可能。

（五）气促

大约6.6%的肺癌患者以气促为首发症状。如果位于较大支气管开口的肿瘤使支气管突然阻塞，患者就会出现胸闷、憋气以及气促。另外，有一种特殊类型的肺癌叫做弥漫性细支气管肺泡癌（肺腺癌的一种亚型），这类肺癌患者的肺泡上皮被肿瘤细胞所占据，影响了气体交换而导致气促的发生。

十四 晚期肺癌有哪些表现？

如果肺癌侵及周围组织及器官，或通过淋巴及血液系统发生转移，也可出现相应症状。例如：

1. 肿瘤侵犯喉返神经可以出现声音嘶哑。

2. 肿瘤侵犯或压迫上腔静脉，可以出现面、颈部、上肢及上胸部静脉怒张、组织水肿等上腔静脉梗阻综合征表现。

3. 肿瘤侵犯胸膜可以引起血性胸腔积液。

4. 肿瘤侵入纵隔，压迫食管，可引起吞咽困难。

5. 上叶尖部肺癌可侵入和压迫位于胸廓入口的器官组织，如第一肋骨、锁骨下动静脉、臂丛神经、颈交感神经等，会产生剧烈胸痛、上肢静脉怒张或水肿、上肢疼痛和运动障碍、同侧上眼睑下垂、瞳孔缩小、眼球内陷、面部无汗等颈交感神经综合征表现。

6. 颈部或锁骨上区域出现无痛硬质肿块，应考虑颈部或锁骨上淋巴结转移的可能。

7. 肿瘤转移至脑组织可以出现头痛、恶心、眩晕或视物不清等神经系统症状。

8. 骨转移可以出现固定部位的持续骨痛，以肋骨最为常见，还包括椎骨、髂骨、肩胛骨、颅骨、长骨等，而脊柱转移压迫脊髓还可造成截瘫。

9. 肝转移可以出现食欲缺乏、恶心、消瘦、右上腹痛、肝大，有时可伴有黄疸。

10. 有些肺癌组织还能产生内分泌物质，而呈现出非转移性的全身症状，如杵状指、库欣（Cushing）综合征、重症肌无力、男性乳腺增大、多发性肌肉神经痛等。

十五 哪些检查能够帮助我们诊断肺癌？

随着医疗技术水平的不断发展，临床上应用的检查手段越来越多、越来越先进。但是要告诉大家的是，任何一种检查手段，无论多高级、多先进，仍然有其局限性和不确定性，甚至会带来一定的风险，这是无法避免的。另外，每一个患者的情况都千差万别，医生会根据每个人的具体情况选择最适合的检查手段，并不是哪种检查越贵就越好，关键要看符不符合临床需要。有时一个很简单的检查就能明确诊断，而有时即使做了多项检查仍不能得到确切的结论。在整个诊疗过程中，良好的医患沟通和相互配合是十分必要的，这是达到最佳诊疗效果的基础和前提。

（一）血液检查

目前并没有特异性的肺癌标志物应用于临床诊断，但在进行了其他检查后尚没有确诊的情况下，标志物的异常升高常常提示患了肺癌或肺癌复发。例如：目前血清中的 CEA 主要用于判断肺癌的预后并监测治疗过程，而对正常人来讲，CEA 的异常升高对肺癌诊断的提示作用较为强烈。而神经特异性烯醇化酶（NSE）是小细胞肺癌的首选标志物。细胞角蛋白 19 片段（CYFRA21-1）和鳞状细胞癌抗原（SCC）则对肺鳞癌诊断有一定参考意义。

（二）影像学检查

影像学检查在临床上十分重要且不可或缺，但仅靠影像学检查是无法做出肺癌的最终诊断的，这一点我们会在后面的内容中具体阐述。

1. 胸部 X 线　是早期筛查肺癌的重要手段，但只能提供病变的大致印象。

2. 胸部 CT　可以精确提供病变的大小、形态、所在的部位和累及范围等信息，也可大致区分良、恶性，是目前诊断肺癌的重要手段之一。

3. B 超　主要用于发现腹部重要器官以及腹腔、腹膜后淋巴结有无转移，也用于双侧锁骨上淋巴结的检查；超声还常用于胸腔积液抽取定位。

4. MRI　对肺癌的临床分期有一定价值，特别适用于判断脊柱、肋骨以及颅脑有无转移。

5. 骨扫描　是用于判断肺癌骨转移的常规检查。但由于其敏感度较高而特异性不足，常常出现假阳性，所以当骨扫描检查提示可疑骨转移时，应结合临床情况，并进行其他检查加以验证。相比之下，其否定价值更高。

6. PET-CT　是目前鉴别肺部实体肿瘤良/恶性最先进、可靠的影像学检查，在确定肺癌的全身分期及判断病灶复发等方面亦有很高价值。但对一些恶性程度较低、分化程度较好的肺癌检出率不高，如细支气管肺泡癌和类癌。偶尔也会将肺癌与活动性肺结核、结节病和炎性病变等相混淆。另外，PET-CT目前在我国还是一项昂贵的自费检查项目，仅在某些大型医院中开展，这些都限制了它的应用普及。

（三）病理诊断

我们之前提到，仅靠影像学检查是无法对肺癌进行最终诊断的，因为肺癌确诊的"金标准"是病理诊断。也就是说，只有取得肿瘤的组织或细胞才能对诊断"盖棺定论"。无论影像学检查的结果如何，即使病变在形态上非常"像"肺癌，没有病理诊断就不是最后100％的确诊。

 肺癌病理诊断的肿瘤标本是怎样获得的？

能够取得肺癌标本的检查包括下面几项：

（一）痰细胞学检查

痰细胞学检查是目前能够取得肺癌标本最简单方便的无创伤性检查。检查方法为连续三天清晨留取深咳后的痰液进行细胞学涂片检查，如果发现肿瘤细胞即可确诊肺癌。

（二）胸腔穿刺术

当胸腔积液原因不明时，可以进行胸腔穿刺抽取积液来寻找积液中脱落的癌细胞，并可以同时明确肺癌的分期。

（三）纤维支气管镜检查

对于肿瘤位于较大支气管的中央型肺癌而言，通过纤维支气管镜不但能观察到肿瘤在支气管腔内的确切位置，而且可以在直视下进行刷检、活检以及灌洗以获取肺癌的细胞学和组织学标本。

（四）经纤维支气管镜引导透壁穿刺活检术（TBNA）和纤维超声支气管镜引导透壁穿刺活检术（EBUS-TBNA）

这两种活检技术适用于肿瘤生长在支气管壁外或者纤维支气管镜检查结果阴性的患者。不仅能对肿瘤原发灶进行诊断，还可进行淋巴结活检，有助于明确肺癌的分期。

（五）经胸壁穿刺活检术

对于病变靠近胸壁的周围型肺癌，可以在 CT 或 B 超引导下进行经胸壁的穿刺活检来直接获取肿瘤组织或细胞，据此进行诊断。

（六）浅表淋巴结活检术

如果伴有颈部或锁骨上淋巴结肿大，应进行淋巴结切取或穿刺活检，不但可以间接诊断肿瘤原发灶，还能进一步确定肺癌的分期。

（七）纵隔镜检查

纵隔镜检查是目前临床评价肺癌的纵隔淋巴结状态的"金标准"，同样也是间接诊断原发灶的一种方法。但由于操作过程需要在手术室进行全身麻醉，患者须住院检查，整个过程复杂费时，费用较高，患者往往对此依从性不高，在我国国情下还需要进一步推广。

（八）胸腔镜检查

上述检查方法均不适用或者无法取得病理标本的肺癌患者可以考虑采用胸腔镜检查。对肺部微小结节病变可以行胸腔镜下切除，同时亦可明确诊断；对于中晚期肺癌，胸腔镜下可以行淋巴结、胸膜和心包活检，胸腔积液及心包积液的细胞学检查。

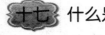 **什么是肺癌的分期？**

如果肺癌已经确诊，很多患者及家属都会提出"我的肺癌是早期

还是晚期"、"我的病还能不能治"、"我还能活多久"诸如此类的问题。要回答这些问题，我们首先要搞清楚什么是肺癌的分期。

肺癌的分期是对疾病进展程度的量化，即告诉我们肿瘤发展到了多大范围，进展到了哪个阶段，它对患者治疗方案的制订有极为重要的指导意义，而且，通过分期我们还能大致判断和了解患者的预后情况：分期越晚，患者的预后就越差。

国际抗癌联盟（UICC）根据原发肿瘤的大小和侵及范围（T）、淋巴结转移情况（N）和有无远处转移（M）这三方面内容，把肺癌的病程分为 4 期，一般用罗马数字表示。Ⅰ期是最早期的肺癌，这时肿瘤还局限在肺组织内，没有淋巴结和远处器官的转移；Ⅱ期肺癌则开始出现了肺内淋巴结的转移，我们可以认为这是肺癌的中期阶段；如果肿瘤突破肺组织侵犯了邻近的组织和器官，或者出现纵隔或锁骨上淋巴结的转移，我们就要把它归为Ⅲ期肺癌，这一期的肺癌一般称为局部晚期；而Ⅳ期肺癌即是那些出现了脑、骨、肝等远处器官转移，或者有胸腔、心包播散的病例，一般认为此时肿瘤已在体内广泛播散，是最晚期的肺癌。

另外，由于小细胞肺癌在治疗及预后方面同非小细胞肺癌相比有其特殊性，在临床上为了实用，通常将小细胞肺癌的分期简化成两期：局限期和广泛期。局限期是指病变仅局限于一侧胸腔、纵隔和锁骨上淋巴结等范围；而广泛期是指跨过中线涉及左右两侧的病变。

肺癌有哪些治疗方法？

目前肺癌的治疗是采用以手术治疗、放射治疗、药物治疗为主的多学科综合治疗模式，以达到根治或最大限度地控制肿瘤、提高治愈率、改善患者的生活质量、延长患者生存期的目的。具体到每一个患者，则需要根据多方面的情况来制订个体化的治疗方案，这其中包括了肺癌的分期、病理类型、患者的身体状态以及个人意愿，甚至经济状况等。

为什么手术是治疗肺癌的首选？所有肺癌患者都适合手术治疗吗？

老百姓谈起手术多少会抱有恐惧、抵触甚至怀疑的态度，更何况切除肺癌这种需要"开胸"的大手术，人们不禁会问：什么样的患者能够接受手术？手术治疗肺癌的效果究竟如何？手术究竟有没有风险呢？

事实上，手术治疗肺癌的历史已有将近80年，如今的肺癌手术在理论上和技术上仍在不断成熟和进步，尤其是微创技术近10来年发展迅猛。到目前为止，手术仍然是治疗肺癌最有效、最肯定的方法，能够手术的患者应首选手术治疗，因为只有手术才能最大限度地切除体内的癌瘤，使患者达到临床治愈的状态。而且，对手术切除的肿瘤和淋巴结标本进行分析还能为我们提供最准确的病理分期和药物敏感信息来指导术后预防性治疗。标准的肺癌根治性手术应切除肿瘤所在的整个肺叶并系统清扫淋巴结，有时由于肿瘤的局部侵犯，手术范围还会扩大至联合肺叶切除甚至一侧全肺切除，以及周围受侵组织的部分切除，如胸壁、膈肌等。然而，并不是所有病期的肺癌患者都有机会接受手术，适合手术的人群只包括Ⅰ期、Ⅱ期和部分Ⅲ期的非小细胞肺癌，以及一小部分早期的周围型小细胞肺癌患者。如果肿瘤局部外侵过于严重，或者已经出现了广泛转移，就没有根治性手术切除的机会了。遗憾的是，在临床上实际有手术机会的患者只占全部肺癌患者的20%，大多数患者在就诊时由于病期较晚已不适合手术治疗了。

据统计，目前肺癌手术的围术期死亡率不超过5%，严重并发症的发生率约为10%，应该说，绝大多数患者都能够从手术中顺利康复。但是，手术毕竟是一种创伤较大的治疗方式，身体状态差、心肺功能不佳的患者可能难以承受肺癌手术所带来的打击，手术风险会大大增加。因此，手术前对每一位患者进行身体状态和心肺功能的评估至关重要，同时我们还要进行全身肿瘤分期检查，确定临床分期，只有那些符合"标准"的患者才最有可能从手术治疗中获益。另外，作为患者和家属，面对手术应当树立充分的勇气和信心，积极乐观，即使术后出现了并发症，也不要过分焦虑，充分相信医生和护士，耐心配合治疗，只有这样才能尽快走出手术的"阴影"，康复出院。

 ### 二十 放射治疗适用于哪些患者？

放射治疗即放疗，是利用放射线对肿瘤进行杀灭的治疗方法。放疗在肺癌治疗中的作用举足轻重。对于大多数局限期小细胞肺癌以及不能手术切除的Ⅲ期非小细胞肺癌患者而言，放疗是控制局部病变的最佳方法，往往与化疗联合使用。放疗还可以巩固那些根治手术后Ⅲ期非小细胞肺癌患者的治疗效果，控制局部复发率。而对那些因为各种原因无法接受手术的早期非小细胞肺癌患者和姑息切除手术后的患者，放疗也是一种替代和补救方案。对于局部复发、已有脑转移或骨转移的患者，放疗还可以有效提高生活质量，减轻他们的痛苦。与手术相比，放疗给患者带来的风险要小很多，但仍会引起一些正常组织的放射性损伤，包括放射性食管炎、放射性肺炎、心脏损伤、皮肤和黏膜损伤以及食欲下降、乏力、虚弱等全身反应。而目前一些精确放疗技术的运用使得放射线对肿瘤细胞的杀伤力增强，同时又最大限度地保护了周围正常组织不受损害，如三维适形及调强放疗等，为广大患者带来了福音。

 ### 二十一 哪些肺癌患者需要化疗？

化疗即化学药物治疗，是应用化学药物杀灭肿瘤细胞的方法。与手术、放疗等局部治疗不同的是，化疗是一种全身治疗，它的目的是抑制全身病灶，延长肺癌患者的总体生存期。化疗在肺癌治疗中的作用比放疗更为广泛，几乎所有的小细胞肺癌和除Ⅰ期以外的所有非小细胞肺癌患者都需要化疗。在手术前的化疗我们称为新辅助化疗，目的是降低肿瘤负荷，提高手术切除率，及早控制远处转移和抑制术中肿瘤播散。在手术后的化疗称为辅助化疗，目的是进一步消灭可能的微小转移灶，提高手术的治愈率。对于大多数局限期小细胞肺癌和无法手术的Ⅲ期非小细胞肺癌患者，同步化疗＋放疗是首选的治疗模式，可以有效控制病变，提高生存率。而对于Ⅳ期非小细胞肺癌和广泛期的小细胞肺癌患者而言，化疗则是最主要的治疗手段。目前临床上常用的肺癌化疗方案多是含有铂类的联合方案。常用药物有紫杉醇、吉西他滨、培美曲塞、长春瑞滨、依托泊苷以及多西他赛等，铂类药物则主要包括顺铂、卡铂和奈达铂。肺癌化疗药物的毒副作用一般有骨髓抑制、胃肠道反应、过敏、脱发、神经损伤和肝肾损伤等。化疗前进行预处理，化疗期间对症用药可以明显减轻化疗所带来的不良反应。

二十二 靶向治疗——肺癌患者的福音

靶向治疗顾名思义，是针对肿瘤发生发展中的某个分子靶点进行攻击，从而抑制和杀灭肿瘤细胞的一种治疗方法。与化疗相比，这种新兴治疗方法的优势在于药物的作用位点更为精确，作用效果更为可靠，而对正常细胞的影响很小，因而产生的毒副作用也很小。然而，并非所有肺癌患者都适合用靶向治疗，只有那些对靶向药物敏感也就是体内有相关基因突变"靶点"的人才适用。经过临床观察发现，这些存在"靶点"的人以亚裔人群中不吸烟的女性腺癌患者居多。目前在临床上最常用的肺癌靶向治疗药物是吉非替尼（易瑞沙）和厄洛替尼（特罗凯），已被正式列入这些特殊人群晚期肺癌的一线治疗。靶向药物在敏感人群中的疗效并不比化疗方案效果差，甚至还更好些，而毒副作用却小得多，这些都让我们看到了靶向治疗的光明前景。但目前靶向药物过于昂贵，尚没有纳入国家医保，需患者完全自费，阻碍了它在临床上的进一步应用。我们希望在不久的将来，靶向药物能够进入国家医保目录，为更多的肺癌患者带来希望。

除上述几种主要的治疗方法外，还有中医中药、免疫治疗、伽马刀、射频消融、光动力疗法等都是肺癌综合治疗模式的一部分，在某个患者的某个治疗阶段都可能发挥重要的作用。最后要强调的是，肺癌在治疗后应定期随诊，以监测病情和疗效。一般我们建议患者在治疗后的前 2 年内每 3 个月随访 1 次，第 3 年至第 5 年间每 6 个月随访 1 次，5 年后每年随访 1 次，直至终身。

（杨　跃　王宇昭）

预防肺癌小贴士

1. 远离烟草、尽早戒烟。
2. 烹饪时勿使油温过高，开抽油烟机通风。
3. 工业生产中加强个人防护，减少接触致癌物。

第七章

乳 腺 癌

关爱女性，保护乳房；健康生活，美丽一生。

——北京大学肿瘤医院乳腺中心
李金锋教授为你解读乳腺癌

 什么是乳腺癌？

女性的乳房和生命、美丽联系在一起，文学、绘画、摄影、影视，塑造了理想的乳房。而日益猖獗的乳腺癌却在无情地摧残着无数现代女性的身体和心灵。失去乳房就意味着失去了一切？人们对自己的乳房日感焦虑。焦虑之余，让我们来认识一下女性的乳房以及乳腺癌吧。

女性乳房是位于胸前代表第二性征的一对性器官，在胸肌和肋骨的前方。每个乳房由 15～20 个乳腺小叶组成，每个小叶又由许多更小的腺小叶组成，腺小叶的末端是分泌乳汁的盲端——腺泡。乳腺小叶、腺小叶和腺泡由很细的输乳管连接，输乳管逐级汇合最终开口于乳头（图 7-1）。乳头周围颜色较深的皮肤称作乳晕。在乳腺小叶和输乳管周围充满脂肪组织。乳房内还含有血管和淋巴管，淋巴管引流无色透明的淋巴液至蚕豆形的淋巴结。这些淋巴结多数在同侧腋窝，其次在胸骨旁，数目多达十几枚至几十枚。

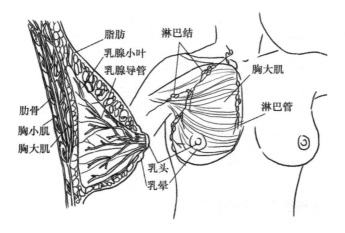

图 7-1　正常女性乳房解剖图

乳腺癌是起源于乳腺的最常见的恶性肿瘤，也是当今女性发病率最高的恶性肿瘤之一，严重影响着女性的身心健康。以美国为例，妇女所患恶性肿瘤中，每 3 例就有 1 例是乳腺癌；平均每 7 位女性中就有 1 位患乳腺癌。中国原本是乳腺癌的低发国家，但近年来，我国乳腺癌发病率逐年上升，尤以北京、上海等大城市表现突出，乳腺癌已占女性恶性肿瘤的第 1 或第 2 位。

人们常"谈恐色变"，因为恐怖分子不仅在原有的基地疯狂壮大队伍，蚕食破坏周边地区，还跑到远离基地的其他地方制造麻烦，甚至夺去人民的生命。当代人也"谈癌色变"，因为癌细胞仿佛恐怖分子，不仅在起源的瘤体（原发灶）内无限制、无秩序地分裂增殖，损害邻近的正常组织、器官，还能跑出原有的瘤体，进入血管和淋巴管道，流窜到其他器官形成新的病灶（转移灶），并最终威胁人们的健康和生命。

 乳腺癌的危险因素有哪些？

人们非常关心，哪些原因可以造成乳腺癌呢？令人遗憾的是，截至目前，乳腺癌的确切病因还不清楚，但研究发现，一些危险因素能增加患乳腺癌的机会。有了危险因素并不意味着一定会患癌，很多乳腺癌患者也没有以下将要谈到的任何一种危险因素。

能够回避某些危险因素的女性，乳腺癌的发生率有下降趋势，然而并不像戒烟预防肺癌那样，目前还没有可以推广的预防乳腺癌的确切方法。尽管如此，在乳腺癌发病率呈上升趋势的今天，了解乳腺癌的危险因素，对于我们倡导健康的生活方式、预防肿瘤的发生、避免无谓的猜测与担心还是有一定意义的。乳腺癌的危险因素究竟有哪些？哪些危险因素是我们能改变的呢？

（一）无法改变的危险因素

1. 性别　男女有别！女性乳腺癌发病风险比男性高 100 倍左右，这是影响乳腺癌发病率首要的、也是最普遍的因素。

2. 年龄　年龄增长带给我们的不仅是人生阅历的积累或爬上眼角的皱纹，还有增加的乳腺癌发病风险。我国大部分乳腺癌发生在 40 岁以后，尤以 40～50 岁最多，但近年来年轻的乳腺癌患者也逐渐增多，临床中甚至见到 20 岁左右的女性患乳腺癌患者。

3. 遗传　遗传也是继承，我们从父母那里遗传好的因素，同时，一些"坏"的因素也打包一起来到我们的体内。一些遗传基因的突变可以在家族中继承，如果有血缘关系的近亲中有人患乳腺癌，那么自身发生乳腺癌的风险也会增加。这种血缘关系可以来自母系或者父系，血缘关系越近、患癌亲属越多，自身患癌的风险就越高。在这些突变的基因中，BRCA1 和 BRCA2 的基因突变最受研究者关注，5%～10%的乳腺癌是由这两个基因突变引起的，它同时还增加了卵巢癌的患病风险。

4. 乳腺癌病史　人们常说祸不单行。一侧乳房患过乳腺癌，对侧乳房再次发生乳腺癌的机会是普通人群的 3～4 倍。

5. 种族　乳腺癌的发病率可能存在人种差异，美国白种人乳腺癌发病率高于非洲裔和亚裔美国人。

6. 乳腺非典型增生　乳腺组织活检诊断为"非典型增生"，患乳腺癌的危险增加 4～5 倍。在此，要为广大朋友更正一个错误的概念。这里所说的"乳腺非典型增生"，是指通过穿刺或手术取出部分或全部乳腺病灶后，进行严格检测做出的一种组织病理学诊断，是乳腺癌的危险因素，与很多女性常挂在嘴边的"乳腺增生"不是同一概念。

7. 既往放射治疗史　青少年时期由于淋巴瘤等其他恶性肿瘤接受过胸部放射治疗的女性，患乳腺癌的危险明显增加。受射线辐射的年龄越早，以后患癌的机会越大。

8. 月经状况　月经初潮早（12 岁以前）、绝经延迟（55 岁以后）和行经时间长是乳腺癌发病的危险因素。

（二）生活方式相关的危险因素

1. 口服避孕药　正在口服和近期曾经口服避孕药的女性，乳腺癌风险轻度增加，这种影响在停药后消失。

2. 激素替代治疗（HRT）　指绝经期女性为减轻症状补充小剂量女性激素的疗法。正在应用和近期应用激素替代治疗 5 年以上者，乳腺癌发生风险增加。停用激素替代治疗 5～10 年后，乳腺癌的发生风险将恢复到平均水平。雌、孕激素联合应用的风险高于单纯应用雌激素。

3. 未生育、未哺乳　未生育和 30 岁以后产第一胎的女性，乳腺癌的发生风险轻微增加；自己哺乳的妇女乳腺癌的发生风险轻度降低。所以，我们提倡适龄婚育，并母乳喂养。

4. 饮酒　过多饮用酒精性饮料，乳腺癌发病率增加；每日饮酒次数越多，乳腺癌的发生风险越大。这里所谈的是规律、频繁的饮酒，而不是偶尔为之的小酌。

5. 肥胖、体重超重　绝经后肥胖和成年期体重超重的女性，发生乳腺癌的风险增加。

6. 缺乏锻炼　年轻时经常性锻炼对乳腺癌的发生可能一生都有保护性影响，成年人参加适度的体育活动也能降低乳腺癌的发生风险。

其他人们关心的因素，包括环境污染物、人工流产、吸烟、腋窝除臭剂、胸罩和乳腺假体等，均未被证实与乳腺癌的发生有直接关系。

 乳腺增生会增加患乳腺癌的风险吗？

门诊常遇到一些女性一脸愁容地来就诊，诉说"乳房痛，一摸好多小疙瘩，在别处诊断为乳腺增生，吃了很多种药，不见好，会不会容易患癌啊?"

乳腺增生是体内激素失衡等原因造成乳腺上皮细胞新生与复旧不平衡的一种表现，在我国 30 岁以上女性中占 40% 以上。常表现为乳房胀痛或钝痛，疼痛程度两侧可以不对称，乳房内常摸到界限不清的增厚或结节，症状可随月经周期波动，程度与情绪变化有关。严格地说，乳腺增生是正常女性的生理现象，多数人无须处理，普通乳腺增生与乳腺癌的发生没有明确关系。目前没有任何一种药物能够治愈乳腺增生。但患有乳腺增生的女性应定期到医院行乳房检查，尤其当局限性增生明显，不易与乳腺癌鉴别时，需要行穿刺或局部切除以明确病理诊断。

需要注意的是，大部分乳房肿块并非乳腺癌，但任何乳房肿块都不应该忽视，应尽早到医院检查以明确诊断。

乳腺癌有哪些临床表现?

人体内的癌细胞，就像社会上的坏分子，非常善于隐蔽。早期乳腺癌多无任何表现，包括疼痛。所以仅仅因为乳房疼痛而担心自己患癌是没有根据的。但随着肿瘤的生长，会出现以下一些可察觉的异常表现，值得大家关注：

1. 乳房内或腋窝附近摸到肿块或局部增厚。
2. 乳房大小、形状发生变化。
3. 乳头溢液（流水）、触痛、回缩、表面糜烂、脱屑。
4. 乳房皮肤局部凹陷、水肿。
5. 乳房发红、肿胀、温度高，皮肤硬韧。
6. 远位转移，出现肺、肝、骨、头颅等的相应症状。

如何早期发现乳腺癌? 早期发现乳腺癌有何好处?

目前我国大部分乳腺癌是患者自己无意中摸到乳房肿块后就诊而

被发现的。出现临床症状或触及肿块之前，通过乳房 X 线、超声等影像学手段，体检发现乳腺癌才是真正意义和值得提倡的乳腺癌早期发现。发现的早晚，决定了确诊时乳腺癌分期的早晚，这不仅影响着治疗方案的选择，也密切关系着患者未来的复发、转移甚至生存情况，以及治疗后的生活质量。越能早期发现乳腺癌，就越能以尽可能简单的治疗和尽可能低的代价，换取更好的治疗结局，包括更长的生存时间和更高的生活质量。

我们能否早期发现乳腺癌呢？回答是肯定的。为了较早地发现乳腺癌，女性应积极参与乳腺癌的筛查，包括规律、规范的乳房 X 线检查（钼靶）、B 超检查和由专科医生进行的乳房临床查体。建议女性 35 岁以后定期由乳腺专业医生进行临床检查及 B 超或钼靶检查。

钼靶照相是一种针对乳房的 X 线检查，是发现早期无症状乳腺癌的最佳手段之一，是唯一被证明能通过早期发现乳腺癌而降低其死亡风险的筛查手段。建议 35～40 岁以上的女性每 1～2 年进行一次钼靶检查。太年轻的女性腺体致密，X 线敏感性差，不推荐常规进行钼靶检查，而且年轻女性频繁接触射线也可能增加乳腺癌的发生风险。乳腺癌在钼靶片上常表现为肿块影和钙化灶。正如同我们坚信大部分人是好人一样，其实乳房内的大部分肿物和钙化也是良性的，千万别一看到它们就悲观绝望，甚至产生厌世之心。那些"歪瓜裂枣"（形态不规则、边缘有毛刺的肿块）和成堆分布的泥沙样钙化才是值得担心的真正坏分子。

B 超检查对筛查乳腺癌也很有益，甚至能发现直径小于 1 cm 的癌灶，适用于包括孕妇在内的所有人群，尤其适合年轻人及致密型乳腺人群。

钼靶和超声都有漏诊乳腺癌（假阴性）或将非癌疾病诊断为癌（假阳性）的可能，因此，两者联合应用于乳腺体检效果更佳。

乳腺专科医生对乳房进行临床体检，在乳腺癌的诊断过程中必不可少，能发现某些钼靶和超声不能发现的信息，是影像学检查的重要补充。但手的敏感性有限，有些很小的肿瘤在体检中不能被发现。

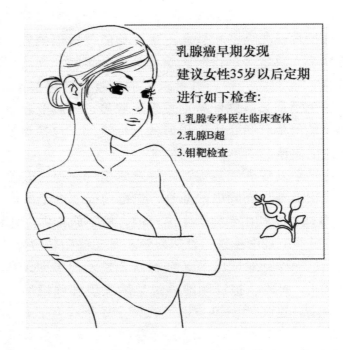

乳腺癌早期发现
建议女性35岁以后定期
进行如下检查：
1.乳腺专科医生临床查体
2.乳腺B超
3.钼靶检查

在此，还想和广大女性朋友聊聊自我乳房检查（简称自检），目前我国大部分乳腺癌还是通过这种方法发现的。乳房自检是发现乳腺癌的重要方法之一，也是最容易推广和实践的方法。尤其对于以乳头糜烂、脱屑或乳头溢液为最初表现的少数特殊乳腺癌，它们有时在钼靶和超声检测中看不到任何迹象，自检通常是最早甚至唯一发现这类乳腺癌表现的手段。反之，盲目相信乳房自检、没摸到异常就不到医院体检的做法也是错误的，这将导致许多尚在早期、病情最轻、最易治疗阶段的乳腺癌被漏诊，至少是被推迟发现。

 如何确诊乳腺癌？

说到乳腺癌的诊断，很多人会有这样的印象：一位中年女性在自己摸到乳房有鸡蛋大小的肿块后，找到德高望重的老中医，老医生伸出他那双颤巍巍的"仙人掌"一摸，表情严肃地说：乳腺癌！这些恐怕是老黄历了。

如今，在发现或怀疑乳腺异常后，首选由乳腺专科医生进行临床查体、超声和（或）钼靶检查。超声、钼靶检查发现可疑的肿物或钙化后，进行乳腺活组织检查（活检），即取得部分乳腺活体组织，由病理科医生在显微镜下观察细胞形态和组织结构进行病理诊断。病理诊断是乳腺癌诊断的"金标准"，临床和影像学检查再有把握，也不能作为确诊和治疗乳腺癌的依据。因为不按照程序办事，错将良性当恶性而切除乳房的先例并非罕见！

最常用的活检方式有穿刺活检和外科开放手术（切除、切取）活检，各种活检方式中，首选 B 超引导下的空芯针穿刺（CNB）（图 7-2）。

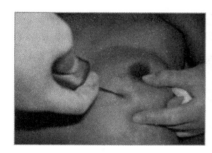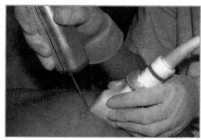

图 7-2　B 超引导下用 14# 粗针进行空芯针穿刺（CNB）

对空芯针穿刺抽取病变部位的组织条进行组织病理学检测，不仅能判断乳腺疾病的良、恶性，还能判断乳腺癌的具体类别，获得许多与乳腺癌治疗相关的信息，如激素受体类型等。CNB 准确性高，与手术活检相比创伤小，为需要术前治疗的患者保留了机会，而且没有证据表明 CNB 会促使乳腺的良性疾病恶变或导致乳腺癌的种植、转移，因而是一种安全、可靠和值得推广的活检方式。

需要提出的是，目前许多医院还在应用细针穿刺行细胞学诊断，这是不提倡的。因为细针穿刺获取的标本少，且为单个细胞，给病理医生确诊带来困难，所以常常见到病理报告为"可疑"癌细胞，实际上这种结果相当于没结果。另外还偶见"假阳性"结论，即错把良性诊为恶性，这是最为可怕的情况。

传统的开放活检是将病灶通过手术的方式取出，进行组织病理学检测，是最终的诊断结果，最准确，有时能同时达到诊断和治疗的目的。主要用于以下情况：①穿刺不能定性，需要取出全部病灶以明确病理诊断；②超声检查没有发现乳腺异常，而钼靶检查提示乳房内可疑钙化灶，需要用特制的导丝在钼靶辅助下定位钙化灶，将其切除以明确钙化的性质；③穿刺病理诊断为某些非恶性肿瘤，但需要切除。

此外，超声发现的直径小于 1 cm 的肿物，由于 CNB 的准确性下降，可以在超声引导下用特制的带有真空抽吸装置的活检枪进行微创切除。

 确诊乳腺癌后有哪些常规检查？

（一）对乳腺原发癌灶进一步检测的指标

包括雌激素受体（ER）、孕激素受体（PR）、人表皮生长因子受体2（HER-2）等，这些都是制订治疗计划和判断病情严重程度的重要指标。

（二）同侧腋窝淋巴结病理检测

乳腺癌最容易转移到同侧的腋窝淋巴结。现在通过一个小手术——腋窝前哨淋巴结切除活检，就能够了解腋窝淋巴结是否已有转移。前哨淋巴结是腋窝淋巴结中的第一站，它们就像抗癌保卫战中的哨兵，保卫着腋窝这片"国土"免受癌症侵犯。如果这第一站的哨兵被侵犯了——发现转移癌，则后续的士兵将参战——其他的腋窝淋巴结也可能发生癌转移；如果第一站哨兵没被侵犯——没有转移癌，则后面的士兵就会安全——其他腋窝淋巴结发生癌转移的机会很小，手术中可以免除腋窝淋巴结清扫，这对于避免或减轻手术后患侧上肢水肿和肩关节活动障碍、保证患者的生活质量有重要意义。

（三）其他

包括胸片、腹部超声、血液肿瘤标志物检测等基础检查，以了解身体的整体情况。

如何治疗乳腺癌？

在大部分患者心目中乳腺癌的治疗仍然是传统的治疗模式，即确诊乳腺癌后，立即进行"一水儿的"乳腺癌改良根治术，即切除整个乳房和同侧的腋窝淋巴结，甚至进一步切除胸肌的乳腺癌根治术。之后带着这胸前的"一马平川"开始漫长的痛不欲生的化疗，直化到"头发都谢了"。之所以延续这样陈旧落后的治疗模式，主要是因为检测手段和诊疗观念落后。不仅患者本身，就连许多非专业的医生也缺乏对乳腺癌的正确认识。

如今的乳腺癌治疗体系变得异常丰满，较过去有了很大进步，治疗理念也有很多更新甚至颠覆。乳腺癌治疗更强调规范化、个体化的综合治疗，治疗目标不仅是延长生命，还要提高生活质量。乳腺癌治疗过程中，会有许多治疗选择的岔路口，需要医生、患者和家属共同讨论决定。选择不同的路可能带来不同的治疗效果，也可能付出不同的治疗代价，这就更需要乳腺专科医生甚至是乳腺癌治疗专业协作组参与患者的整个诊疗过程。

许多患者甚至医生都不希望乳腺癌的确诊和治疗之间存在时间间隔，唯恐发生转移，因而急于确诊后进行根治性手术。但是，目前临床上提倡乳腺癌确诊后切忌急于治疗。目前发达国家应用最多的是确诊后间隔一段时间再行手术，这样，患者才能有更充分的时间和准备去选择更适合自己的合理的治疗方案，以免做出错误决定而留下遗憾。今非昔比，再不是过去医生和家属互使眼色、坚决隐瞒患者本人病情，患者至死方休地猜测自己到底得了什么病的年代。尽管最初获知诊断时患者会经受打击，有紧张和抑郁的情绪，但毕竟"我的乳房我做主"，我们仍希望患者尽可能地了解自己的病情，并积极参与治疗方式的选择。只有这样，才能获得更"给力"的治疗疗效和生活质量。

目前认为，大部分乳腺癌在发现时就是一种全身性疾病，除了乳腺局部的癌灶外，还可能存在远处转移，或以现有手段不能发现却实际存在的远处微转移。这些微转移是导致日后复发、大体转移的主要危险分子，不能单独依靠手术而治愈。根据这一理念，乳腺癌的治疗分为局部治疗和全身治疗两部分。局部治疗主要针对患病乳房本身和腋窝、锁骨区的淋巴结转移，包括手术治疗和放射治疗。全身治疗的目的是杀灭和控制乳房之外的癌细胞，包括化学治疗、内分泌治疗和靶向治疗。

（一）外科手术治疗

手术治疗是乳腺癌最常用的治疗方法，主要针对患病的乳房和同侧腋窝淋巴结两部分。术式应根据病情和个人意愿综合考虑后决定，总的趋势是手术越做越小，在完成治疗的同时，更加注意保留躯体功能和较高的生活质量。

乳房的术式包括全部切除、部分切除（保乳手术）和乳房成形术。全乳切除术是我国目前采取的最多的术式，手术范围包括整个乳房，已很少再包括胸大肌、胸小肌，适用于局部病期较晚、肿瘤大或弥散钙化的患者。其最大的缺点是造成女性形体缺陷，给患者心理带来挥之不去的阴影，影响生活质量。全乳切除术是西方发达国家十几、二十年前的主流术式，近年来多被保乳手术替代。

保乳手术则是切除乳腺癌灶本身连同周围部分正常乳腺组织。它的最大优势在于基本保留了乳房外形，对患者的心理打击远小于全乳切除术，术后生活质量较高。另外，保乳手术创伤小，术后恢复快，某种意义上也很适合老年患者。保乳手术有较高的技术要求，它的开展少不了影像科、病理科和放射治疗科的保驾护航，这也是国内很多医院难以开展保乳治疗的原因之一。保乳术成功的关键在于保证将全部癌灶切除干净，也就是说乳房内不能残存肿瘤，并且还要保留可以接受的乳房外形。这就需要术前有完善的影像学检查评估癌灶的范围；需要术中冰冻快速病理判断切除组织的边缘有无癌细胞残留，这需要经验丰富的病理科医生配合；另外，保乳术后常规要进行患侧乳房的放射治疗。上述都是保证保乳手术安全、有效的重要前提。但是，保乳手术后局部复发的机会可能略高于全乳切除术，而且残留的乳房腺体将来还可能再长出新的癌肿（第二原发癌，机会与对侧乳房相同）。

乳房成形术则是在全乳切除术后应用自身的肌肉、脂肪或外界的假体重塑乳房外形。

说完了乳房的手术，我们再来谈谈腋窝的手术方式。对于切除活检后病理证实的原位癌，无须进行腋窝手术，因为原位癌理论上是不发生腋窝淋巴结转移的。对于病期较晚的浸润癌或已经病理证实存在腋窝淋巴结转移的乳腺癌，应进行同侧腋窝淋巴结清扫手术，即切除腋窝的大部或全部淋巴和脂肪组织。这一手术最大的弊端是造成一部分患者患侧上肢水肿和活动障碍。

实际上，乳腺癌患者中只有 30%～40% 发生了腋窝淋巴结转移，其余患者在通过腋窝前哨淋巴结切除活检证实没有发生癌转移后，可以免除腋窝淋巴结清扫，从而避免上肢水肿和活动障碍等并发症，保证患者的生活质量和劳动能力。

（二）放射治疗

应用高能射线杀死癌细胞，主要用于乳腺癌灶直径较大、病期较晚以及接受保乳治疗的患者。目的是杀死术后残留在局部的癌细胞、减少局部复发的风险。一般在术后进行，治疗时间持续约 1.5 个月。

（三）化学治疗

化疗是指通过静脉应用或口服药物杀死癌细胞，是减少复发、控制转移和微转移灶的有效手段。化疗一般按周期进行，每个周期某一天或某几天应用化疗药物，其余时间休息。化疗可以在术前和（或）术后进行，通常 6～8 个周期，持续 4～6 个月。

化疗药物是把双刃剑，杀伤肿瘤细胞的同时，也能损害正常细胞，从而引起毒副反应，最常见的表现是恶心、呕吐、脱发、手足麻木、白细胞降低、损伤血管、肝肾功能受损等。因而为了治疗安全，化疗期间要严密监测。不同的化疗药物有不同的毒副作用，不同的人对化疗药物的反应也不同，不仅表现为化疗效果不同，也表现为毒副反应不同。而且化疗效果和毒副反应也没有直接关系，并非毒副反应越重疗效越好。

以前的化疗都是在术后进行，现在越来越多的患者进行术前化疗，即新辅助化疗。与术后进行的辅助化疗相比，新辅助化疗具有以下优势：①乳腺癌的化疗方案很多，每个方案都不是对所有人有效，对某个患者而言哪种方案有效难以预测。新辅助化疗为我们提供了观察药物敏感性的窗口，它以乳腺癌灶作为参照物，观察癌灶治疗过程中的变化，借以判断化疗是否有效，从而指导医师及时调整方案、避免化疗盲目性。②缩小肿瘤，提高保乳成功的机会。③有可能改善患者的生存期及生活质量。

（四）内分泌治疗

乳房的发育和正常细胞的生长离不开性激素，大约一半的乳腺癌病例也受性激素的影响，降低体内某些性激素水平或使其不发挥作用将有利于控制肿瘤的生长。这种针对性激素的治疗就是内分泌治疗，它是一种高效低毒的抗肿瘤治疗，通常持续数年，但只适用于癌细胞雌激素受体和（或）孕激素受体阳性的患者，阴性患者内分泌治疗效果不佳。

内分泌治疗有两条途径。一条是阻止雌激素发挥作用，这类药物称为抗雌激素制剂，它们对雌激素水平无影响，可以用于各种年龄的患者，代表药物是他莫昔芬（三苯氧胺）。另一条治疗途径是降低雌激素水平。雌激素主要由卵巢产生，而绝经后则来自肾上腺和脂肪组织的转化。针对绝经前患者，可以通过药物、手术或放疗使卵巢功能丧失；而绝经后患者则要通过抑制上述雌激素的转化来降低雌激素水平。

（五）靶向治疗

基因异常能影响肿瘤的发生发展，而针对癌细胞内某些异常基因的治疗就是靶向治疗。相对于手术和化疗，靶向治疗是一种特异性强、相对较新但昂贵的治疗。目前证实对乳腺癌特异且在国内能够获取的靶向药物只有赫赛汀，用于 HER-2 高表达的患者，这类患者的乳腺癌复发风险较高，只占全部乳腺癌患者数的 1/5 左右。赫赛汀可以单独应用或与化疗药物联合应用。由于它可能造成心脏损伤，因而应尽量避免与其他影响心脏的药物同时应用。

九 关于乳腺癌的诊断和治疗，患者容易有哪些错误的认识?

关于乳腺癌的诊断和治疗，患者容易有下列错误认识:

（一）没摸到乳房肿块就不会有乳腺癌，也就无须来医院体检

目前我国大部分乳腺癌患者是自己摸到乳房肿块后就诊的。但没摸到肿块并不意味着一定没有患乳腺癌，这可能是因为肿块太小难以触及、也可能是自检的手法不正确导致，还可能是某些不以肿块为表现形式的乳腺癌。随着越来越多的乳腺癌通过钼靶、超声、核磁共振等影像学检查得到早期发现，提示有更多早期乳腺癌是摸不到的。

（二）穿刺会造成乳腺癌的转移

空芯针穿刺活检准确性高、创伤小，没有证据表明它能促使良性乳腺疾病恶变或导致乳腺癌的种植、转移，是一种安全、可靠和值得推广的活检方式。

（三）乳房活检后不马上治疗会影响预后

乳腺癌是一种慢性病，短暂的治疗"延误"不会带来不良后果。一般来说，穿刺活检后3~4周之内或外科开放活检后2周之内开始治疗并不影响疗效。而尚未完善检查就急于开始治疗，尤其是立即实施手术，反而会因为医患双方判断不准确、考虑欠全面，带来治疗效果不佳、生活质量无谓受损等终生遗憾的后果，甚至影响了患者的预后。这样是得不偿失的。所以，了解这些之后，一旦被确诊患有乳腺癌，您还会抓狂似地立即要求医生"快把我的乳房切了吧，越彻底越好，需要的话两个都切了，永绝后患"吗?

（四）她们都建议我……

许多患者听信周围患者、亲朋好友或"好心的"非乳腺专业医生的建议来选择治疗方案，实属不智之举。首先，无论患者还是好友，

她们的经验无非来自于自己或几个患者，甚至出自想象，难免以偏概全，你甘愿为了验证她们的正确性而成为试验的"小白鼠"吗？其次，非乳腺专业医生的建议常常观念陈旧，而现在的科技飞速发展，各个专业在不断进步，知识更新十分重要，只有专业领域的医生才有可能把握最新的、权威的、经过严格验证的研究进展，为您做出当前最合理的、疗效尽可能好的治疗决断。

（五）术前治疗会造成肿瘤发展，应该先手术

术前治疗通常是化疗，也可以包括内分泌治疗和靶向治疗。研究表明，作为全身治疗手段，它们不仅可以缩小乳腺上的肿瘤，还可以控制转移灶和微转移灶这些对生命威胁更大的因素。另外，术前治疗通常只有 3～4 个月，并且由医生定期检查肿瘤变化，对于乳腺癌这种慢性病，很少会因为这样短暂的"延误"而造成严重的病情进展。退一万步说，肿瘤进展是在假设治疗无效的前提下发生的，术前治疗期间尚且有肿瘤作为疗效判断的参照，若是先手术了，再用同样的治疗，那么治疗效果就不好判断了，说不定罪也受了、钱也花了，还把可能有效的药物放一边，把无效药物用到底。

（六）保乳术不安全

很多患者和家属在选择手术方式时，不假思索地要求行全乳切除，认为"全切了踏实，免得复发"，"保乳术不安全"。其实保乳手术在西方发达国家早已是早期乳腺癌的主流术式。保乳手术提高了患者的生活质量，而且也没有以难以接受的高复发、甚至牺牲生存为代价。其实，治疗观念和技术的落后是限制保乳手术开展的重要原因，治疗的不规范是导致保乳术后复发率高的原因。

"皮之不存，毛将焉附。"乳房全切的确去除了患侧乳房复发和第二原发癌的隐患，但依然有胸壁复发的可能。保乳手术在保证了影像评价、病理检查切缘和放疗等前提下，局部复发风险并没有明显增高。保乳术后患侧可以再新发肿瘤，但患过乳腺癌后，就成了再发乳腺癌的高危人群，这种风险同样存在于健侧乳房，难道也为了安全就不加

选择地同时切除对侧的健康乳房吗？此外，保乳术后患者会接受严密的定期随访，即便真的存在复发或第二原发癌，也能在较早阶段发现。保乳手术在全球范围已开展数十万例，大宗的临床研究也有近万例，观察时间最长已超过 30 年，研究结果显示，保乳手术和全乳切除术相比，患者的远期生存并无差异。因而，严格选择适宜保乳术的人群，严格按照保乳手术的要求去做，保乳手术就是安全可靠的。

（七）治疗时先使用贵的、好的、副作用轻的化疗药物

化疗药物有贵贱之分，却不能"以价取药"，好的化疗药是指疗效好而毒副作用轻的药物。不同的患者可能对不同的化疗药见效，也会对化疗药产生不同的副反应，因而"好药"是因人而异的，而且这些反应都要在治疗过程中甚至之后才能观察到。另外，不同的化疗药物很难简单判断哪个副反应轻，因为它们产生副作用的形式可能不同，有的导致恶心、呕吐多一些，有的更容易造成神经毒性。

（八）内分泌治疗没有化疗可靠

内分泌治疗也是乳腺癌抗肿瘤治疗中的一种重要手段，而且高效低毒，疗效持续时间长，近年来在乳腺癌治疗中占有越来越重要的地位。内分泌治疗可能没有化疗起效快，但这不能否定它的疗效和可靠性。部分患者采用内分泌治疗可以达到和化疗同样的效果，而且副反应轻，甚至临床中也不乏化疗无效而内分泌治疗有效的患者。

（九）治疗期间能用中药吗

中医中药是我国的特色医药，在许多医学领域发挥重要作用，对延缓癌症发展、减轻患者痛苦也可能发挥一定的作用。但中医中药在癌症治疗方面所起的作用有限，而且多来自个人经验，缺乏严谨的大规模临床研究结果的验证。因而不提倡单纯依靠中医中药治疗癌症，但可以在规范的西医抗肿瘤治疗之余，采用中医中药减轻放/化疗期间的副反应或降低内分泌治疗期间的潮热。

另外，中医中药治疗最好到正规的大型中医肿瘤医院或肿瘤医院

的中医科，医生会根据乳腺癌的特点用药，避免使用与西医治疗相矛盾的药物，切不可听信偏方、小广告。

（十）乳腺增生必须治疗，否则变癌

乳腺增生的过度治疗在我国已有很长时间。大约 40% 的女性都有程度不同的所谓的乳腺增生，实际上是一种以乳房疼痛为主要表现的"乳痛症"。这种疾病多数无须治疗，也不增加患乳腺癌的风险，只有极少数经病理证实的"非典型增生"才需要关注。

 ## 乳腺癌的治疗前景

乳腺癌的诊疗较以往有了长足的进步，许多患者可被目前的治疗方法治愈，另外一些患者则能带瘤生存多年还保持着较高的生活质量。治疗的总策略不再是完成能够耐受的最大强度治疗，而是进行有效的最少的治疗，强调规范化、个体化的综合治疗，不仅注重生存，也更加关注患者的生活质量。

保乳手术、前哨淋巴结活检后免除腋窝淋巴结清扫手术的开展，使患者在保证疗效的同时拥有更高的生活质量，乳腺癌的外科手术越做越小。新的放疗技术的开展和新的全身治疗药物的开发应用，使治疗手段多样化，而且趋向高效低毒。

随着检测手段的进步和对乳腺癌生物学特性认识的加深，乳腺癌的治疗将更有针对性。我们将更准确地判定哪些患者需要全身治疗，哪些患者又对某种治疗更有效，从而避免治疗过度和治疗不足并存的现状。随着治疗理念、技术、手段的进步，乳腺癌患者的预后有望进一步改善，生活质量可能进一步提高。

尽管目前乳腺癌的治疗尚不能尽善尽美，还有一些患者受到癌症复发、转移的困扰，但请相信，医生会和您一起克服困难，您很可能会赢得与肿瘤抗争的最终胜利。医学在不断进步，治疗越规范，治愈的机会越大，请坚定信心，与我们携手同行！

（李金锋　祁　萌）

预防乳腺癌小贴士

1. 坚持定期乳房查体，积极参与乳腺癌筛查。
2. 提倡正常婚育，尽量母乳育婴。
3. 坚持锻炼，控制体重。
4. 平衡膳食，不饮酒。

第八章

肝　癌

注射疫苗，预防乙型肝炎，限制饮酒，远离癌症之王。
　　　　　　——北京大学肿瘤医院肝胆胰外科主任
　　　　　　邢宝才教授为你解读肝癌

 **肝在人体中的功能是什么？什么是原发性肝癌？**

　　肝是人体内最大的实质性脏器，也是人体物质代谢的主要器官，具有合成、分泌、排泄、生物转化和屏障等功能，可以说是人体内的化工厂。同时肝细胞还具有强大的的再生能力。人体的肝细胞主要有两大类：肝细胞和肝内的胆管细胞。原发性肝癌就是从这两种细胞演变而来的，包括肝细胞癌、胆管细胞癌及混合性肝癌。我国绝大多数原发性肝癌是肝细胞癌，也就是我们通常说的肝癌。我国肝细胞癌患者占全世界肝癌患者的 50％ 以上。

 原发性肝癌的危险因素有哪些？

　　原发性肝癌发病的首要危险因素是肝炎。据统计，全世界 50％ 的肝癌与乙型肝炎有关，25％ 与丙型肝炎有关。慢性乙型肝炎（CHB）患者中每年约有 2.1％～6.0％ 进展为肝硬化，每年平均有 1％～15％ 的乙型肝炎肝硬化患者会发展为肝癌，丙型肝炎慢性化比例为 50%～70%，其中 10%～20% 可发展为肝硬化，肝硬化后每年约有 1%～8% 进展为肝癌。在我国，原发性肝癌主要与乙型肝炎（乙肝）有关。除了肝炎外，肝癌的高危因素还包括非酒精性脂肪性肝病、嗜酒、摄入受黄曲霉毒素污染的食物、接触有毒物质、原发性胆汁性肝硬化、自身免疫型肝炎、遗传性血色素沉积症、肝小静脉闭塞症、Wilson 病、寄生虫感染、幽门螺杆菌等。

 哪些人容易患肝癌？

在我国，最容易患肝癌的是乙肝患者。流行病学调查表明，乙肝流行的地区往往也是肝癌的高发地区，患过乙肝的人比没有患过乙肝的人患肝癌的机会要多，这种危险性高达 10.7 倍之多，慢性乙肝病毒携带者的危险性可高达 100 倍。年龄大于 40 岁的中老年男性乙肝患者则更易患肝癌。这是由于致癌因子的作用需要有一个积累的过程，这个过程可能长达数十年之久。男性为什么好发肝癌目前尚无确切的解释。不过，有很多医学专家分析认为女性体内的雌激素对某些肝癌致病因素有一定的拮抗作用，还有人认为与男、女性生活习惯不同有关。环境因素也起很大作用，生活在边远地区、饮用水源污染、长期进食霉变食物、进食含亚硝酸盐食物以及食物中微量元素硒缺乏的人较易患肝癌。酗酒的人酒精性肝硬化的发病率很高，而肝硬化和肝癌的关系又非常密切，因此这部分人也容易患肝癌。

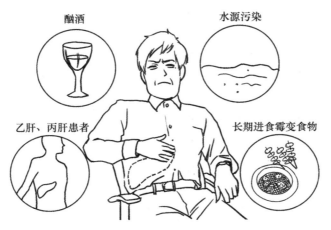

酗酒　　　　水源污染

乙肝、丙肝患者　　　　长期进食霉变食物

患了病毒性肝炎一定会患肝癌吗?

病毒性肝炎可分为甲型（HAV）、乙型（HBV）、丙型（HCV）、丁型（HDV）及戊型（HEV）五种。一般来说,甲型和戊型肝炎为粪-口途径传播,均为急性肝炎,不会发展为慢性,也不会引起肝硬化,而且患病后有终身免疫力。而乙型、丙型肝炎则可转为慢性,并可能演变为肝硬化,甚至进展为肝癌。但是,只有一部分乙型、丙型肝炎患者会最终转化为肝癌。因此,患了肝炎后,可以通过积极规范的治疗,减缓肝组织纤维化的进展及肝硬化,防止肝癌的发生。

 食物及水污染会引起肝癌吗?

近年来,随着工业化的进展,大量水源受到污染。污染水中含有有机氯农药、腐殖酸、微囊藻毒素等,这些毒素可能会诱发肝癌。流行病学研究显示,饮用不同类型水的居民肝癌死亡率不同。20世纪七八十年代我国对几个肝癌高发区饮水与肝癌的关系进行调查,发现不同饮水群体肝癌发病率依次是:宅沟水（塘水）＞泯沟水（灌溉沟）＞河水（河溪水）＞浅井水＞深井水。食物变质也可能会诱发肝癌。霉变的食物中含有大量的黄曲霉毒素。黄曲霉毒素有10多种,黄曲霉毒素B1（AFB1）是最常见的一种。AFB1是剧毒物质,其致癌强度比二甲基亚硝胺高75倍,用黄曲霉毒素B1（AFB1）饲养大鼠可以诱发肝癌。以往调查发现,中国AFB1污染分布图与肝癌高发区地理分布几乎一致。同时HBV与黄曲霉毒素具有协同致癌作用。

喝酒会引起肝癌吗?

在肝炎低发区域,大部分肝癌与酒精性肝硬化有关。目前认为酒精引起肝癌的原因主要有三点:一是酒精引起肝硬化,每天摄入大量酒精（50～70g）会造成肝硬化,然后可引起肝癌;二是酒精本身作为一种致癌源与其他因素一起共同引起肝癌。酒精可以作为 HBV、性激素等肝癌危险因素的诱发剂和促进剂，可强化或促进致癌物的作用。肝炎史与饮酒对肝癌的发生有协同作用；三是酒精性肝病的进展与其他肝癌危险因素有关。一般来说，过量、长期饮酒引起肝解毒功能下降，营养素摄入减少，机体免疫功能下降，并通过脂肪肝、酒精性肝炎及肝硬化等步骤，最终导致肝癌。

 七 脂肪肝会转化为肝癌吗?

随着人民生活水平的提高，脂肪肝的发病率逐渐增多。正常人肝组织中含有少量的脂肪，其重量约为肝重量的 4%～5%。如果肝内脂肪堆积过多，超过肝重量的 10% 甚至 15% 时，就称为脂肪肝。脂肪肝是非酒精性脂肪性肝病的一种，非酒精性脂肪性肝病还包括脂肪性肝炎（NASH）和 NASH 相关性肝硬化。脂肪肝本身与原发性肝癌的发生无直接关系，脂肪肝也不是肝癌的危险因素，但如果没有认真治疗，发展为脂肪性肝炎，则有可能进一步发展为隐源性肝硬化，其晚期的严重并发症即原发性肝癌。目前，NASH 已成为继乙型肝炎、丙型肝炎后引起肝癌的另一个重要原因。因此，在发现患有脂肪肝后，应积极治疗。脂肪肝主要是不良生活方式引起的疾病，在治疗原则上一般以纠正不良生活方式为主，使脂肪肝逐步逆转。对于症状较重者，必要时辅以保肝、去脂及抗纤维化药物进行治疗。

 八 哪种人应接受常规肝癌筛查?

肝癌的高危人群都应接受常规筛查。这些人包括：

1. 40 岁以上携带乙肝病毒的亚洲男性；
2. 50 岁以上携带乙肝病毒的亚洲女性；
3. 有肝癌家族史的乙肝病毒携带者；
4. 患乙型肝炎的非洲或北美黑人；
5. 乙肝肝硬化患者；

6. 丙肝肝硬化患者；

7. 四期原发性胆汁性肝硬化患者；

8. 遗传性血色素沉着症所致的肝硬化患者；

9. α_1 抗糜蛋白酶缺乏症所致的肝硬化患者；

10. 其他肝硬化患者。

肝癌常用的筛查方法有血清肿瘤标志物 AFP 和超声检查，应最少半年筛查一次。

 九　肝癌会遗传吗？

肝癌可能会有家族聚集现象。专家曾对江苏启东地区肝癌与遗传关系进行了全面研究，调查肝癌患者其"二系"、"三代"、"三堂"、"三表"的肝癌情况，发现家族中患肝癌 2 人以上的占调查病例的42.45%。但是，在染色体畸变方面，肝癌高发家族与非高发家族其染色体畸变率未见明显差异。流行病学调查也发现这些家族同样有肝炎聚集现象，因此，肝癌可能会有一定的家族聚集性，其家属可能也存在一定的肿瘤易感性，但没有确切证据证明肝癌会遗传。

 十　如何预防肝癌？

预防乙肝及丙肝感染是原发性肝癌最主要的预防手段。乙型肝炎主要通过母婴、血液、性接触、生活密切接触等途径传播。患有乙肝的母亲在分娩后应给婴儿注射免疫球蛋白。乙肝患者亲属应抽血化验检查有无罹患肝炎，有条件者应注射乙肝疫苗，可以有效预防肝炎，达到预防肝癌的目的。80%～90%的丙型肝炎是经血液和血制品传播的。所以严格控制输血源，尽量减少输血或应用血制品是减少丙型肝炎、控制肝癌发生的另一有效措施。此外，要妥善保管各种食物防止其发生霉变，不酗酒、积极治疗脂肪肝等都会起到预防肝癌的作用。

 十一　怎么诊断原发性肝癌？

肝癌诊断标准包括病理学诊断标准和临床诊断标准。诊断方法包括血清肿瘤标志物（AFP）检测、影像学检查（包括超声显像、CT、MRI 和 DSA 血管造影等）以及病理组织学检查（主要是肝组织活检）。在国际上应用美国肝病研究协会的诊断流程较多，以占位＜1 cm、1～2 cm 和＞2 cm 对肿物和诊断流程进行区分。对于有慢性肝病背景的患者，肝内结节＞1 cm，结合 1～2 个典型的影像学检查即可作出临床诊断。

目前我国肝癌的定性诊断仍以检测血清 AFP 为主，以下为临床诊断标准：

1. AFP≥400 μg/L，能排除妊娠、活动性肝病、生殖腺胚胎源性肿瘤及转移性肝癌等，并能触及肿大、坚硬及有结节状的肝或影像学检查有肝癌特征的占位性病变者。

2. AFP＜400 μg/L，能排除妊娠、活动性肝病、生殖腺胚胎源性肿瘤及转移性肝癌等，并有两种影像学检查显示有肝癌特征性占位病变；或有两种肝癌标志物（AFP 异质体、异常凝血酶原、g-GT 同工酶 Ⅱ、α-L-岩藻糖苷酶及 CA19-9 等）阳性及一种影像学检查显示具有肝癌特征性占位性病变者。

3. 有肝癌的临床表现，并有肯定的肝外远处转移病灶（包括肉眼可见的血性腹水或在其中发现癌细胞），并能排除转移性肝癌者。

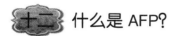 什么是 AFP？

AFP 英文全称 α-fetal protein，中文全称甲胎蛋白。目前作为肝癌的重要标记物，广泛应用于肝癌的普查、诊断、鉴别诊断、疗效评价和判断预后。在胎儿发育过程中，胎肝是 AFP 的主要合成场所，婴儿出生时，脐带血中 AFP 的含量为 10～100 mg/L，正常情况下，出生一年后血清 AFP 应降至正常水平。成年后，在肝细胞癌、胚胎源性肿瘤及个别胃肠道肿瘤等病理情况下，人体可重新合成胎儿期的 AFP，妇女妊娠时血清 AFP 浓度也会上升。因此，AFP 可作为癌胚蛋白并成为上述肿瘤的标记物，但 AFP 的确切生理功能尚不明确。

AFP 阳性就是患了肝癌吗?

AFP 阳性对于肝癌的诊断有着十分重要的意义。但并不意味着 AFP 阳性就是患了肝癌。这其实是探讨 AFP 的假阳性问题。AFP>400 μg/L,持续 4 周以上,并需要除外假阳性才能诊断肝癌。AFP 假阳性的疾病有急、慢性肝炎,肝硬化,睾丸肿瘤,卵巢畸胎瘤,胃肠道肿瘤,妊娠等。据文献报道,若以 AFP>20 μg/L 为阳性标准,急性肝炎的阳性率为 31%～52%,慢性肝炎的阳性率为 15%～58%,肝硬化的阳性率为 11%～47%,胃癌的阳性率为 1.3%～18%。由此可以看出,AFP 阳性并不意味着就是患了肝癌,还有可能是上述其他疾病,可以进一步检查进行鉴别。如肝炎、肝硬化患者的 AFP 常随转氨酶(ALT)的变化呈动态变化,慢性肝病患者 AFP 的检出多不超过 2 个月,而肝癌患者的 AFP 呈持续阳性。还可通过检测其他肿瘤标记物以及 B 超、CT、内镜检查与其他肿瘤相鉴别。

 AFP 正常就不是肝癌吗?

甲胎蛋白(AFP)是肝癌诊断的一个重要标记物。但是,并不是所有肝癌患者的 AFP 均有升高,一般约有 30%～40% 的肝癌患者 AFP 是正常的。因此,AFP 正常也不能排除肝癌。

 肝癌的确诊一定需要穿刺活检吗?

肝穿刺活检是指在 B 超或 CT 的引导下,用细针经皮肤穿刺肝取得活组织进行病理检查。病理组织学检查是肿瘤定性诊断的最终依据。除了取材不到位导致假阴性外,病理组织学的检查结果是可信的。但是并非每个患者都需要行穿刺活检。当患者有明确的慢性病毒性肝炎或肝硬化病史,结合 1～2 个典型的影像学检查,可以做出肝癌的临床诊断,这时就不再需要作刺活检了。虽然穿刺的并发症已经非常低,但是终究属于侵入性检查，它可能带来穿刺部位出血以及肝癌沿针道播散的危险，因此，往往在非侵入性检查无法定性时才考虑实施。

 肝癌有哪些症状？

肝癌起病常常比较隐匿，早期肝癌无明显症状和体征，因此常常不易被发现，即使有临床表现，也多由原有肝炎或肝硬化所致。因此，肝癌本身的临床表现实际上多为中、晚期表现。常见的症状有右上腹疼痛或不适，主要表现为发作性或持续性钝痛和急腹痛，并可能与体位有关，夜间或劳累时可加重，休息难以控制。这主要是因为肝或肿瘤迅速增大牵拉肝包膜，或肿瘤压迫胃肠道，或肿瘤破裂引起肝包膜下出血或腹腔内出血所致。如果肿瘤位于肝右叶膈顶部，疼痛可放射至右肩或右背部；如癌肿位于肝左叶则较早出现中上腹胀痛。肝癌还可伴随一些消化道症状如食欲减退、饭后上腹饱胀、恶心、腹胀及腹泻等。这些症状多与肝功能损害或肿瘤增大后的压迫作用有关。肝癌患者还可出现发热，体温多在 37.5～38℃，多由肿瘤坏死或肿瘤代谢产物引起。消瘦、乏力则是肝癌晚期的临床表现。由于肝癌常伴有凝血功能障碍，因此，患者会出现鼻出血、牙龈出血、皮下瘀斑，这是由肝功能失代偿所致。另外，肝癌患者除了可能有肝硬化的体征如肝掌、蜘蛛痣、腹壁静脉曲张、脾大、腹水、黄疸等外，还可能会有肝癌的特殊体征，如进行性肝大或扪及肿物等。了解肝癌的临床表现，对于早发现、早诊断肝癌并做出及时治疗有重要的意义。

 肝发现肿物一定是肝癌吗？

肝癌患者在肝可以发现肿物。但在肝发现的肿物并非一定是肝癌。许多肝疾病均可以在肝脏发现肿物，既可能是良性疾病也可能是恶性疾病。主要有以下疾病需要与肝癌相鉴别。

良性病变中，肝海绵状血管瘤是最常见的需要与肝癌鉴别的疾病，患者一般无症状，肝质地软，无肝病背景，AFP 阴性。直径＜2 cm 的血管瘤在行 B 超检查时多呈高密度影，而小肝癌多呈低密度影。直径在 2 cm 以上的血管瘤应作 CT 扫描，可以看到造影剂由四周向中心填充并在病灶内滞留，凭此常可确诊血管瘤。肝囊肿也表现为肝占位，常为多发，并合并肾囊肿，患者常有家族史，一般无症状，也无肝病背景。B 超表现为液性暗区，CT 增强扫描时，造影剂绝不进入病灶，常可凭借以上几点与肝癌相鉴别。肝包囊虫病是一种寄生虫病，流行于牧区。该病也可在肝形成肿块，但患者通常无症状，B 超检查可发现肝内有多个囊性暗区。包囊虫病抗原皮肤试验多为阳性，与肝癌不难鉴别。肝脓肿常伴有发热、肝区痛、白细胞计数和中性分类增高等炎症现象，最佳的诊断方法是肝穿刺，抽得脓液即可诊断。

恶性疾病中，多是胃肠道的转移癌，通过胃肠检查经常可找到原发灶。肝转移癌一般无肝病基础，且多为多发病灶，CT 和 B 超检查可进一步协助诊断。

总之，通过临床表现和辅助检查，大多数肝癌与其他疾病不难作出鉴别。如果仍不能作出诊断，可以行肝穿刺活检，得到最终的病理诊断。

十八　肝癌如何早期发现？

肝癌的早期发现对后期治疗有着十分重要的意义。怎样才能早期发现肝癌呢？这就需要我们对适当的人群进行普查、筛查并采取进一步的诊断方法。普查是指通过询问病史、体检或某种试验方法在健康人群中发现患者的一种手段。筛查的对象主要是肝癌的高危人群，如乙肝表面抗原（HBsAg）阳性，或有慢性肝炎史，年龄在 35 岁以上，有肝癌家族史，过度饮酒、吸烟者。丙肝虽然在我国发病率不高，但也应该被视为高危因素。对于有临床症状的患者也应及时进行检查，主要包括血清甲胎蛋白（AFP）检测和肝超声检查两项，一般每隔 6 个月进行一次。对于 AFP＞400 μg/L 而超声检查未发现肝占位者，应注意排除妊娠、活动性肝病以及生殖腺胚胎源性肿瘤。如能排除，应做 CT 和（或）MRI 等检查。如 AFP 升高但未达到诊断水平，除了应该排除上述可能引起 AFP 增高的情况外，还应密切追踪 AFP 的动态变化，将超声检查间隔缩短至 1~2 个月，必要时行 CT 和（或）MRI 检查。若高度怀疑肝癌，建议做 DSA 肝动脉碘油造影检查。

 原发性肝癌的治疗手段有哪些？

原发性肝癌的治疗手段包括手术治疗和非手术治疗。

（一）手术治疗

外科手术切除及肝移植均属于根治性治疗，是肝癌治疗的首要选择。

1. 肝切除　至今仍是肝癌治疗的首选方案，对于早期肝癌，根治性切除是获得较好疗效的关键，因此不能错过手术机会。但盲目追求手术探查率、手术切除率，无限制扩大手术范围也是不可取的。肝切除的可行性必须从解剖学上评估，看肿瘤的大小与数目及位于肝何处、与肝内血管位置的关系、有无转移、手术后残肝的功能等。随着术前对患者更适当的评估、对肝解剖学和肝功能认识的增加、肝切除技术及术后护理的改善，肝切除的并发症及死亡率已大大下降。现在，国内外肝切除死亡率的标准为＜3%。

2. 肝移植　在肝移植中，由于肿瘤和发生硬化的肝都被切除，有效降低了肝内肿瘤复发及因肝功能衰竭、门静脉高压等并发症导致患者死亡的风险。近年来，肝移植已成为合并肝硬化的小肝癌治疗的主要方法之一。以肝移植治疗肝癌，应严格地选择适当的病例：单个肿瘤直径＜5 cm，多发性肿瘤直径＜3 cm 和肿瘤总数不超过 3 个，肿瘤没有血管和淋巴结侵犯及肝外转移。

（二）非手术治疗

非手术治疗包括经导管动脉化疗栓塞术（TACE）和局部消融治疗。

1. 经导管动脉化疗栓塞术（TACE）　通过肝动脉注入化疗药物，不但可使肿瘤组织内的药物浓度提高，更可使全身性的化疗副反应明显减少。以碘化油混悬化疗药物，可使药物高度集中于肿瘤内，浓度可高出一般周围静脉给药或口服给药的 10～100 倍，而且药物在肿瘤内可停留数星期甚至数月之久。此外，碘化油还有栓塞肿瘤微细血管的作用。在肝动脉内注入栓塞剂可阻断肝肿瘤的血液供应。如果栓塞剂和化疗药物一起使用，效果更是相得益彰，与任何一种单一治疗方法相比，使肿瘤组织坏死的作用更加显著。此外，栓塞肝动脉可使血流速度减慢，延长药物和癌细胞的接触时间。

2. 局部消融治疗　局部消融技术为不宜手术治疗的小肝癌提供了首要的选择。局部消融治疗是一种低侵袭性的方法，以药物杀灭癌细胞或使用能量消融肿瘤，达到治疗的效果。在不同的局部消融治疗方法中，最常用的包括射频消融、经皮酒精注射、经皮微波固化。局部消融常用于肝内小肝癌的治疗，也用于多发性肝癌患者的肝内局部性肝癌的控制以及肝癌患者等候肝移植时减慢肿瘤生长速度。

 哪些原发性肝癌患者可以手术治疗？

原发性肝癌手术治疗的适应证如下：①患者须全身状况良好，无心、肺、肾功能严重损害，能耐受手术者；②肝功能代偿良好、转氨酶无异常、凝血酶原时间不低于 50% 者；③肝肿瘤病变局限于肝的一叶或半肝以内且第一、第二肝门及下腔静脉未受侵犯者；④未出现严重的肝硬化表现，如无明显黄疸、胸腹水、下肢水肿或肝外转移病灶者；⑤符合以上条件者属于原发性肝癌可行手术治疗的患者。

简而言之，需要符合以下条件者，可以手术治疗：

(1) 肝癌诊断明确者：诊断明确的肝癌可以考虑手术切除，其中包括小肝癌与大肝癌、周边型肝癌与肝门区肝癌、表浅性肝癌与深在性肝癌、伴有肝硬化的肝癌和肝癌破裂者。

(2) 肝癌诊断不能排除者：肝实质占位病变明确存在，但 AFP 阴性，经影像学检查肝癌特征不典型但又不能排除者。其理由是除血管瘤外，肝良性实性占位病变甚为少见。因此，当排除肝血管瘤诊断后，通常对肝实质占位病变考虑行探查手术。目前肝切除手术的风险远小于延误治疗带来的危害。

 手术切除会导致肝癌的播散转移吗？

　　肝癌播散的途径较多，主要有：①首次手术时肿瘤未彻底切除，术后残癌继续生长，且在术后短期复发。②术前、术中癌细胞经门静脉途径播散。术前肝癌已侵及门静脉或形成癌栓，在手术操作时脱落种植于肝的其他部位。门静脉癌栓是肝癌肝内播散的重要原因。③多中心发生的原发癌，即使根治性切除原发癌也难避免复发。在严格掌握手术适应证，充分进行术前检查以及保证切缘阴性的前提下，是几乎不会造成肝癌的播散转移的。

 肝癌术后复发应该怎么办？肝癌复发还有再次手术的机会吗？

　　由于第一次手术的影响，再次手术时往往发现肝与周围组织广泛而紧密地粘连，而且肝发生转位、肝内血管易位都会增加再次手术的难度，要求术者进行耐心细致的解剖操作，尽量减少损伤。对那些多个病灶或弥漫型复发的患者，手术切除已不可能，经肝动脉和（或）门静脉的肝区域灌注化疗就成为主要的治疗手段，但临床治疗效果存在明显的个体差异。其他如无水酒精注射、微波或射频消融等方法适用于肝内病灶较小且数目不多的患者，其临床应用日渐增多。我们处理复发肝癌的原则是能切除则尽量切除，不能切除则行经导管动脉化疗栓塞术（TACE），辅以射频消融或无水酒精注射。结合免疫治疗、生物治疗以及上述方法的综合治疗是取得理想疗效的关键，可根据患者的具体情况选用。

　　过去认为肝癌术后一旦复发或转移就不宜再手术。这是由于过去缺乏早期发现与早期诊断的办法，等患者出现症状时，复发病灶已较大，即使再切除，其疗效也与保守治疗相差无几。而目前如能发现亚临床期复发，则再切除后的疗效与小肝癌切除者相仿，其5年生存率自第一次手术算起为56%，自第二次手术算起为35%，远高于未行再次手术的5年生存率（自第一次手术算起为29%，自发现复发未切除算起为2%）。对于不能切除的复发癌肿可行局部治疗，力争缩小后切除。

 局部消融治疗有哪些具体手段？优势是什么？又有哪些问题？

局部消融主要包括：射频消融治疗、经皮无水酒精瘤内注射术、微波固化治疗、激光凝固治疗和冷冻治疗。

局部消融治疗的优势：①微创；②重复性好；③严重并发症少；④费用相对低廉。局部消融技术为不宜手术治疗的小肝癌提供了首要的选择。局部消融治疗是一种低侵袭性的方法，以药物杀灭癌细胞或使用能量消融肿瘤，达到治疗的效果。在不同的局部消融治疗方法中，最常用的是射频消融、经皮酒精注射、经皮微波固化。

局部消融治疗的缺点：①放置消融器技术要求高，有时肿块位置不当，有时肋间隙太窄或唯一穿刺路径上有重要结构，均使得经皮穿刺消融很困难，甚至不可行；②单针消融范围有限，当肿瘤较大时，即使使用多针消融，复发率仍较高；③仍有一定比例的并发症发生。相信随着局部消融技术和器械的发展，有望逐步克服以上缺点，如射频电极、微波针的消融范围正在不断扩大；三维超声和超声造影的应用将有可能使消融更准确、彻底；技术的成熟可把并发症减少到最低程度；而随着筛查水平的提高，初诊患者中早期肝癌的比例将会有所上升。

 哪些原发性肝癌患者适合做消融治疗？

目前临床上应用最多、疗效最为确切的应该是射频消融治疗（ra-diofrequency ablation，RFA），以根治为目的的消融治疗主要适用于直径小于 3 cm（部分学者放宽为 5 cm）的肝恶性肿瘤，而病灶个数一般不超过 3 个，符合上述条件的射频消融治疗可以达到和手术切除相类似的治疗效果。

 原发性肝癌消融治疗后疗效如何判断？治疗后要注意什么问题？

肝肿瘤射频消融治疗后肿瘤是否被完全灭活，也就说肿瘤是不是被完全"烧死"了，是医生、患者及家属最关注的问题。最主要的判断方法就是依据增强影像学检查，包括增强 CT、增强 MRI 和超声造影检查。增强检查中如果发现肿瘤完全没有强化，也就是没有血液供应，就可以判断为完全灭活。必要时需要做其中 2 项甚至全部 3 项检查，相互印证，提高判断的准确率。

对于消融治疗前肿瘤标记物（如 AFP、CA19-9 等）升高的患者，治疗后肿瘤标记物的下降也是辅助判断的指标之一。

疗效判断的时间请听从治疗医师的建议。一般来讲，这些检查在消融治疗后 1 周至 1 个月左右进行，如果消融疗效不满意可以追加一次消融治疗。而已经取得满意疗效的患者应该至少每 3 个月进行复查，因为肝癌的复发是非常常见的，规律的复查能够及早发现问题，及早进行治疗。

除了及时进行疗效判断及复查外，刚做完消融治疗的患者需要注意观察消融治疗可能出现的并发症，如发热、疼痛、感染、呃逆等，多数经过保守治疗可以缓解。若消融治疗损伤邻近消化道（如胆囊、结肠等）可能造成比较严重的并发症，如消化道穿孔、弥漫性腹膜炎等，则需要尽快就医。

 什么是介入治疗？TACE 是什么？

原发性肝癌的介入治疗一般是指穿刺动脉血管，插入特制的导管，利用血管造影技术，找到肝的供血血管，进一步找到肿瘤的供血血管，向血管内注入药物和（或）栓塞剂，使肿瘤的血管闭塞，失去血液供应从而坏死，达到治疗目的。所谓"TACE"就是经导管动脉化疗栓塞（transcatheter arterial chemoembolization）的英文缩写，是肝癌介入治疗最主要、最有效的方法。

肝癌的介入治疗除了是一种治疗方式，更是一种诊断手段，经导管的肝血管造影可以发现肝内微小的病灶，灵敏性、准确性均优于传统的影像学检查。但由于介入血管造影是一种有创伤性的检查，且费用较高，临床上不作为诊断肝癌的常规手段。

二十七 哪些原发性肝癌患者适合介入治疗？

肝癌的介入治疗亦属局部治疗，所以原则上其主要的适应证为局限于肝内（没有远处转移）的肝癌和不能（或患者不愿）手术切除的肝癌。

但是，有下列情况的患者不能进行介入治疗：①肿瘤体积超过肝体积的三分之二；②肝门静脉主干完全阻塞，且没有侧支循环建立的；③肝严重失代偿（Child-Pugh C 级），严重的凝血机制障碍、黄疸以及腹水。另外，合并有严重的心、肺、肾等重要脏器的器质性病变以及肿瘤恶病质的患者不能耐受介入治疗。

对于手术切除后有高危复发因素（例如：肿瘤直径＞5 cm、有脉管癌栓、肿瘤多发、病理切缘可见肿瘤等）的患者，可以选择在手术后进行辅助介入治疗。对于介入治疗是否可以使不能手术切除的原发性肝癌缩小获得手术切除的机会，目前学术界还没有定论。

二十八 介入治疗后需要注意哪些问题？

因为介入治疗是通过穿刺动脉进行的，动脉压力较高，所以介入治疗后24小时动脉血管穿刺处需要加压包扎，同时该侧下肢制动24小时，防止出现皮下血肿。

介入治疗往往会使用一些化疗药物（细胞毒药物），因此，介入治疗后可能会出现化疗后的一些毒副反应，如恶心、呕吐、骨髓抑制（白细胞、血小板下降）、脱发、过敏等。不良反应的出现主要取决于应用的药物及剂量还有患者的个体差异，但一般要比全身化疗的反应轻，持续时间短。

介入后因为血管被栓塞，局部组织缺血可能引起内脏疼痛；肿瘤介入后缺血、坏死可以引起发热；局部炎症刺激可能引起膈肌痉挛，出现呃逆。这些都是较常见的不良反应，通常给予对症处理，很快可以好转。

介入治疗后的疗效判断与消融治疗类似，同样需要影像学检查结合肿瘤标记物的情况来判断，如果介入栓塞的效果不满意，可以重复进行或结合其他治疗。

什么是分子靶向治疗？原发性肝癌的分子靶向治疗有哪些药物？

细胞要维持正常的功能和进行分裂增殖，需依赖一套非常复杂的分子水平的信号传导通路，若传导通路受到影响，就可能影响到细胞的功能、分裂、增殖。所谓分子靶向药物就是指作用于细胞内分子水平的信号传导通路，使细胞的分裂、增殖受到抑制，抑制肿瘤生长的药物。目前经过药监部门批准，用于原发性肝癌的分子靶向药物是索拉菲尼。

三十　哪些原发性肝癌患者适合进行分子靶向治疗？

原发性肝癌的分子靶向治疗（索拉菲尼）主要适用于不能手术切除以及合并有远处转移的患者。临床试验表明索拉菲尼能够明显延长上述原发性肝癌患者的生存时间，且大多数不良反应是可以耐受的。

分子靶向治疗和其他治疗一样，对患者是有一定要求的，肝功能失代偿 Child-Pugh 评分 7 分以上、凝血机制障碍、消化道出血、未控制的腹腔积液患者、合并有严重的心/肺/肾等重要脏器的器质性病变以及肿瘤恶病质的患者均不能耐受分子靶向治疗。另外，合并有高血压且未进行有效控制的患者也不能服用索拉菲尼治疗。

三十一 原发性肝癌可以做全身化疗吗？哪些肝癌患者适合做化疗？应使用哪些药物？疗效如何？

传统的观点认为原发性肝癌没有有效的全身化疗药物。阿霉素被认为是应用于原发性肝癌全身化疗的唯一有效的细胞毒药物，但是它的有效率以及延长患者的生存时间都非常有限，且不良反应较重，临床上很少应用。

新近结束的国际多中心、随机、对照的临床研究（EACH 研究）表明，采用 FOLFOX 方案（奥沙利铂 + 亚叶酸钙 + 氟尿嘧啶）进行全身化疗的疗效明显优于对照组（阿霉素组），两组间客观有效率、疾病控制率、总生存时间等评价指标均有明显的统计学差异。在不久的将来，FOLFOX 方案可能作为晚期不能手术切除的肝癌患者的全身治疗手段之一。

三十二 中药治疗原发性肝癌的效果如何？什么情况下应用中药治疗？

治疗原发性肝癌的中药包括多种成药（胶囊、冲剂、片剂等），以及中医医生开具的汤药处方。相比手术治疗、消融治疗、介入治疗、靶向治疗来讲，单独应用中药，其抗肿瘤效果非常弱，无法与前几者相比。中药治疗的优点是副作用相对小，但也不是完全没有。

中药治疗作为手术治疗、消融治疗、介入治疗、靶向治疗等的辅助治疗，可以改善机体状态，降低毒副作用，提高前述治疗的耐受性。

原发性肝癌还有其他的治疗方法吗?

　　其他治疗方式诸如放疗、热疗、伽马刀、HIFU刀、免疫治疗、基因治疗等,在原发性肝癌的治疗上可能取得了一定的效果,或者有一定的优势,但其疗效并未获得确切的证据,未能被学术界以及广大专家所普遍接受。

（邢宝才　王宏伟　王　崑　包　全　孙　谊　金克敏）

预防肝癌小贴士

1. 接种乙肝疫苗。
2. 患乙肝的产妇分娩后婴儿应注射免疫球蛋白。
3. 不吃霉变食物,不酗酒,积极治疗脂肪肝。

第九章

食 管 癌

> 打开生命的关口，摆脱难以下咽之痛。
>
> ——北京大学肿瘤医院胸外科主任
>
> 陈克能教授为你解读食管癌

 一 什么是食管癌？

食管癌是指发生在食管上皮组织的恶性肿瘤。食管癌是人类常见的恶性肿瘤，占所有恶性肿瘤的 2%。全世界每年约有 48 万新发病例，其发病率占全部恶性肿瘤的第 8 位。中国是食管癌的高发国家，也是食管癌高死亡率的国家之一，每年平均死亡 15 万人，年平均死亡率为 (1.3～90.9)/10 万，而世界人口标化死亡率为 (2.7～110.6)/10 万。食管癌的发病年龄以 55～75 岁最多见，是中、老年人群的常见恶性肿瘤。

 二 哪些人是食管癌的高危人群？

食管癌发病的高危人群如下：

1. 55～75 岁的中、老年人。

2. 有食管癌、胃癌家族史的遗传易感人群。

3. 患有前期病变和癌前疾病的人群，如食管上皮增生和慢性食管炎伴不典型增生（特别是重度不典型增生）；贲门失弛缓症、食管憩室、食管裂孔疝、胼胝症和食管化学烧伤等人群。

4. 长期反复出现上消化道症状者，如反酸、胃灼热等；原因不明的便隐血试验阳性者。

5. 长期接触致癌物的人群。致癌因素是致癌性亚硝胺和真菌毒素，这些致癌物广泛裸露于高发区居民的生活环境中，与人们的不良饮食生活习惯有密切的关系。长期接触致癌物的人群应定期体检。长期抽烟、酗酒、抽烟加饮酒，缺乏维生素 C、维生素 B、胡萝卜素等人群也应该定期体检。

6. 食管癌手术后患者，其癌灶周围有广泛的上皮细胞增生，即癌前病变。手术后复发，往往都是这些上皮增生病灶在致癌因素的作用下产生癌变。所以，手术后患者也属于食管癌复发的高危人群，应定期检查。

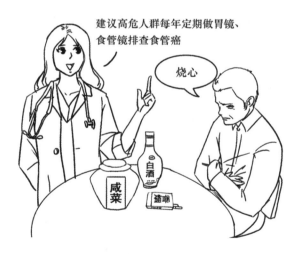

建议高危人群每年定期做胃镜、食管镜排查食管癌

 三 为什么男性更容易患食管癌？

为什么男性更容易患食管癌？长期吸烟、酗酒、偏食、蔬菜水果摄入少等不良生活饮食习惯可能是发病的重要诱因。

白酒和香烟中的有害物质对食管黏膜细胞有强烈的破坏作用，长期酗酒、吸烟会使食管细胞反复受到破坏，得不到修复而发生病理性增生，最终导致癌变。

不合理的饮食结构是导致食管癌的另一重要因素。日常饮食中，糖类或动物性脂肪吃得多，蛋白质或蔬菜、水果吃得少，或饮食中缺乏维生素 C、维生素 B_2 等均可能与食管癌的发生有关。医学研究表明，维生素 C 和维生素 B_2 对食管黏膜细胞有保护作用。摄入维生素最好从天然食物中汲取。有研究显示，每天进食 500 克蔬菜水果可以使食管癌的发病风险减少四分之一，因为蔬菜水果中含有丰富的维生素 C，而维生素 B_2 则可在牛奶、柑橘类水果中获取。曾有"常吃过辣食物容易患食管癌"的说法，但至今并没有研究发现食用过辣食品与食管癌有肯定的关联。而由于青辣椒中维生素 C 含量很高，对食管不仅没有副作用，还可能有保护作用。

 食管癌的发病有地域性和家族性聚集现象吗？

在我国，食管癌有明显的地理聚集现象，高发病率及高死亡率地区都相当集中。在河北、河南、江苏、山西、陕西、安徽、湖北、四川、福建等省，食管癌发病率在各种恶性肿瘤中遥遥领先，其中河南省的食管癌死亡率最高，以下依次为江苏、山西、河北、陕西、福建、安徽、湖北等省。年平均死亡率在 100/10 万以上的县市有 21 个，较高的有河北省邯郸市（303.37/10 万）和磁县（149.19/10 万），山西省的阳城（169.22/10 万）和晋城（143.89/10 万），河南省的鹤壁市（169.22/10 万）和林州市（131.79/10 万）。对流行地区分布的深入分析发现，同一省的不同地区可以存在迥然不同的发病情况，死亡率水平可相差几十倍到二三百倍。从高死亡率水平到低死亡率水平常形成明显梯度，呈不规则同心圆状分布。主要的高死亡率水平地区分布在：河南、河北、山西三省交界（太行山）地区，四川北部地区，湖北、河南、安徽交界（大别山）地区，闽南和广东东北部地区，苏北以及新疆哈萨克族聚居地区。在世界范围内也同样存在高发区，哈萨克斯坦的古里亚夫、伊朗北部的土库曼、南非的特兰斯开等，食管癌发病率均超过 100/10 万。

由于相同的地理环境、相似的生活方式和相近的遗传背景，导致食管癌的发病确实有家族聚集趋势，同一个家族中出现多个患者是很常见的。

 五 食管癌的易感因素有哪些?

目前的研究认为，食管癌的发生与亚硝胺和真菌毒素的慢性刺激、炎症与创伤、遗传因素以及饮食中的微量元素含量有关。

1. 烟和酒：长期吸烟和饮酒与食管癌的发病有关。

2. 食管的局部炎症和损伤：各种原因引起的经久不愈的食管炎，可能是食管癌的前期病变，尤其是伴有间变细胞形成者，其癌变风险更大。

3. 亚硝胺：亚硝胺类化合物是一种很强的致癌物。一些食品的腌制过程中常有真菌污染，真菌能促使食物中亚硝酸盐和二级胺的含量增加。有研究显示，居民食用酸菜量与食管癌发病率成正比。

4. 真菌作用：食物中的交链孢真菌、黄曲霉菌等会产生毒素，有高致癌性。

5. 营养和微量元素：膳食中维生素、蛋白质及必需脂肪酸等营养素缺乏，可以使食管黏膜增生、间变，进一步可发生癌变。

6. 遗传因素：人群的易感性与遗传和环境条件有关。

7. 其他因素：不良的饮食习惯，如长期进食高温饮食、进食过快、进食粗硬食物可能引起食管黏膜损伤，反复损伤可以造成黏膜增生、间变，最后导致癌变。

 六 如何早期发现食管癌? 早期发现有什么好处?

早期食管癌局限于食管的黏膜层，在发病初期并无特异性的临床症状或无任何症状。且多数是间断发生，易被忽视。有的患者可能有一些隐伏性或非特异性症状，如胸骨后不适或疼痛、消化不良或一过性吞咽不畅，或由肿瘤引起的食管局部痉挛，表现为定期的或周期性的食管梗阻症状。

有些早期患者吞咽时自觉有摩擦感；有的患者上腹部有"胃灼热"感、针刺样或牵拉摩擦样疼痛，或进食时吞咽过程变得比较缓慢等，尤其是进食粗糙、过热或有刺激性的食物时更为显著。多是因局部病灶刺激使食管蠕动异常或痉挛，或因局部炎症、糜烂、表浅溃疡、肿瘤浸润所致，常反复出现，间歇期可无症状，可持续数年。其他少见症状有胸骨后闷胀，咽部干燥、发紧等。约90%的早期食管癌患者有上述症状，但绝大多数患者对此未予注意，直到出现进行性吞咽困难时才就诊，还有约3%～8%的病例无任何不适的感觉。

为了早期发现食管癌，必须熟悉食管癌的早期症状，并不失时机地进行相应的辅助检查，以进一步明确诊断。现将食管癌的早期表现归纳如下：

1. 食管内异物感：异物感的部位多与食管病变相一致，随着病情的发展，相继出现咽下食物哽噎感，甚至疼痛等症状。产生这一症状的原因，可能是由于食管病变处黏膜充血、肿胀，从而导致食管黏膜下神经丛的刺激阈值降低。

2. 食物通过缓慢和停滞感：咽下食物后，食物下行缓慢，并有停滞感。发生部位以食管上、中段者较多，开始时往往轻微，逐渐加重，并伴发其他症状。主要为功能性改变，也可能是由于癌变范围较广，食管黏膜伴有不同程度的慢性炎症所致。

3. 胸骨后疼痛、闷胀不适或咽下痛：疼痛可呈烧灼样、针刺样或牵拉摩擦样。初始阶段症状较轻微，且只是间断出现，每次持续时间可能很短，药物治疗可缓解。以后症状加重，反复发作，持续时间延长。

4. 咽部干燥与紧缩感：可能是由食管病变反向地引起咽-食管括约肌收缩而产生的一种异常感觉。

5. 剑突下或上腹部疼痛：表现为持续性隐痛或烧灼样刺痛，多在咽下食物时出现，进食后减弱或消失，与病变部位不一致。可能是由病变致食管运动功能不协调，贲门部括约肌发生强烈的痉挛性收缩所导致。

食管癌的症状没有特异性，当食管黏膜发生病变且病灶侵犯了三分之二的食管时，才会出现吞咽困难，因此，约90%的患者被发现时已是局部晚期。对于晚期病变，各种治疗的效果和患者的预后都很差。所以要重视食管癌的早期表现，只有早期发现，早期治疗，才能获得满意的疗效。对于高危人群，在40岁以后要每年定期排查，单靠平时常规体检是无法发现食管癌的。曾有专家建议粤东高发地区人群，只要年满40岁、三代以内直系亲属中曾出现过食管癌患者或者吞咽出现不适者，应及时到医院进行胃镜、食管镜检查以排除癌症的可能。

七 中、晚期食管癌的表现是什么？

中、晚期食管癌主要表现为逐渐加重的吞咽困难，最后发展成饮水困难，甚至唾液也难以通过，还会出现食物反流及胸背部疼痛。如肿瘤侵及气管、支气管，形成食管-气管瘘和（或）食管-支气管瘘，可出现剧烈咳嗽、呼吸困难及肺部感染症状；如肿瘤坏死引起出血，可表现为呕血、便血；如侵及大血管，可出现致命性大出血等症状；食管癌终末期还会出现脱水、无力、消瘦及低蛋白血症引起的全身水肿和恶病质。另外，还可见到因肿瘤转移到其他器官及脏器而出现的相应症状和体征。

八 食管癌的并发症有哪些？

由于临床很多患者就诊时已属于晚期，因此有必要了解食管癌晚期的各种并发症，一旦出现并发症，也预示着患者可能预后不良。

1. 恶病质：晚期患者由于渐进的咽下困难，造成长期饥饿，导致负氮平衡和体重减轻。患者出现恶病质和明显失水，表现为高度消瘦、无力、皮肤松弛且干燥，呈衰竭状态。

2. 出血或呕血：出血来自食管癌的癌性溃疡、肿瘤侵蚀肺或胸腔的大血管。个别食管癌患者因肿瘤侵袭大血管后出现呕血，偶有大出血，呕血一般为晚期食管癌患者的临床症状。

3. 器官转移：若有肺、肝、脑等重要脏器转移，可能出现呼吸困难、黄疸、腹水、昏迷等相应脏器的特有症状。食管癌患者若发生食管-气管瘘、锁骨上淋巴结转移及其他脏器的转移以及喉返神经麻痹等，都属于晚期食管癌。

4. 交感神经节受压：肿瘤压迫交感神经节，则可产生交感神经麻痹症（Homer 综合征）。

5. 水、电解质紊乱：因咽下困难，这类患者有发生严重低钾血症与肌无力的倾向。正常人每天分泌唾液约 1～2 L，其中的无机物包括钠、钾、钙及氯等。唾液中钾的浓度高于任何其他胃肠道分泌物中的钾浓度，一般为 20 mmol/ml。因此，食管癌患者因咽下困难而不能吞咽唾液时，可出现显著的低钾血症。

有些鳞状细胞癌可以产生甲状旁腺激素而引起高钙血症，即使患者在无骨转移的情况下同样可以有高钙血症。术前无骨转移的食管癌患者出现高钙血症，往往是预后不良的征象。

6. 吸入性肺炎：由于食管梗阻引起的误吸与吸入性肺炎，患者可有发热和全身中毒症状。

 九 诊断食管癌有哪些常规检查手段？

（一）食管（胃）镜检查

食管（胃）镜检查是主要的定性检查手段。

纤维食管（胃）镜已经广泛用于食管癌的诊断。食管（胃）镜检查可以直接观察肿瘤的大小、形态和部位，为临床医生提供治疗依据，同时也可在病变部位做活检或刷片检查，因此是最理想的诊断方法。

碘染色食管内镜检查（LCE）目前主要用于早期食管癌的检测和诊断，具有较高的敏感性和特异性。有研究者在河南林县选择 225 例经食管拉网证实为中重度增生和食管癌的患者行 LCE，染色前诊断重度不典型增生和癌的敏感性为 62％，特异性为 79％，染色后则分别为 96％和 63％。88％的病例染色后病变范围扩大，边界更清晰。

（二）影像学检查

影像学检查是分期检查的手段，对确定病期、判断病变与周围组织的关系以及决定能否手术切除至关重要。

1. X 线上消化道钡餐造影　是诊断食管及贲门部肿瘤的重要手段之一，可为研究早期食管癌提供可靠资料，结合细胞学和食管（胃）镜检查，可以提高食管癌诊断的准确性。食管癌 X 线钡餐造影不但可以确定病灶部位、长度及梗阻程度，还能判断食管癌病灶是否外侵到周围组织以及外侵的范围。需要特别指出的是，上消化道钡餐造影一定要包括胃，这对于判断能否用胃代替食管有极大的帮助。

2. 胸部增强 CT　胸部增强 CT 扫描可以清晰地显示食管病变的外侵程度，与邻近纵隔器官的关系，以及淋巴结的转移情况，但难以发现早期食管癌。将胸部增强 CT 与 X 线检查相结合，有助于提高食管癌的诊断和分期水平。对于下段靠近贲门的病变有时还要做腹部增强 CT。

3. 超声检查　主要做颈部和腹部的超声检查，用于判断淋巴结的转移情况以及腹腔主要脏器（如肝等）的转移情况。近年来，食管内超声内镜检查（EUS）逐渐应用于临床。其优点是可以比较精确地测定病变在食管壁内浸润的深度，可以测量出壁外异常肿大淋巴结，还可以比较容易地确定病变在食管壁的部位。

4. PET-CT 检查　除了能判断病变的性质，还可以判断有无全身转移。

 食管癌如何确定诊断与分期？为什么要了解分期？

经过上述这些检查，一般能够获得病理诊断，同时可获得分期诊断，所谓分期诊断就是诊断病变是"早期"、"中期"还是"晚期"，这对指导进一步的治疗和判断预后有极大的帮助。目前食管癌分期是依据国际抗癌联盟（UICC）2009 版的 TNM 分期。

食管癌治疗方法有哪些?

食管癌"早、中期"的治疗主要采用手术、放/化疗、中医药治疗相结合的综合治疗方式,对于"晚期"患者只能以内科放/化疗和保守支持治疗为主。

(一) 手术

外科手术是治疗"早、中期"食管癌的首选方法。食管癌患者一经确诊,只要身体条件允许即应采取手术治疗。根据病情可分为根治手术和姑息手术两种。姑息手术主要针对晚期不能根治或放疗后的患者,为解决进食困难而采用的食管胃转流术、胃造瘘术、食管腔内置管术、食管支架置入术等。根治性手术根据病变部位和患者具体情况而定。原则上应切除大部分食管,食管切除范围至少应距肿瘤 5 cm 以上。下段癌手术切除率为 90%,中段癌为 50%,上段癌手术切除率为 56.3%～92.9%。

食管癌手术的适应证近年已大大拓展,包括:①国际抗癌联盟 TNM 分期中的 0、I、IIa、IIb 及 III 期中的 $T_3N_1M_0$ 患者;②放疗未控制或复发,而无明显局部外侵及远处转移征象者;③某些锁骨上淋巴结转移的患者,手术清扫颈部淋巴结后行术后放疗,也能取得较好的效果;④除肿瘤情况以外,患者的年龄、合并疾病等情况也应慎重评估。

手术的禁忌证:①临床影像学检查证实食管病变广泛并累及邻近器官,如气管、肺、纵隔、主动脉等,或者有远处转移者;②有严重心、肺、肝、肾功能不全或恶病质不能耐受手术者。

(二) 放疗

放疗是食管癌治疗的第二选择。食管癌放射治疗的适应证较宽,除了患者有食管穿孔形成食管瘘,远处转移,明显恶病质或严重的心、肺、肝等疾病外,均可行放射治疗,包括根治性放疗和姑息放疗。

（三）化疗

可以分为术前新辅助化疗、术后辅助化疗、同步放/化疗和治疗性化疗，一般使用含铂的方案。

 临床上食管癌手术治疗有哪些注意事项和误区？

食管是一个长管状的肌性器官，它穿越了颈部、胸部和腹部三个区域，周围毗邻的器官和脏器不但多而且非常重要，这些解剖学特点导致了食管癌的手术治疗比较复杂，术后的恢复比较繁琐且相对漫长。临床上无论是家属还是患者都存在许多误区和忽视的地方。

（一）所有的患者都能行手术治疗吗？

手术虽然是食管癌治疗的首选方法，但不是所有的患者都能行手术治疗，只有经过分期检查确认为"早、中期"的患者，而且身体条件许可时，才能从手术治疗中获益。对于"晚期"和身体条件不许可的患者，盲目手术只能加速患者的死亡过程，得不偿失，所以不能一味地追求手术。

（二）为什么要进行术前新辅助化疗？

对于某些局部晚期的患者，由于局部病变外侵或者有区域淋巴结转移时，暂时无手术时机。经过几个（一般是两个）疗程的术前化疗，使外侵的病变和肿大的淋巴结缩小，使病变降级、降期，从而创造出手术机会。这部分患者先进行化疗（一般称术前新辅助化疗），然后再设计手术。

（三）术前为什么要进行肺功能锻炼？

多数食管癌手术都要开胸进行操作，手术中对肺机械性的牵拉，麻醉药物对肺的刺激，气管插管对气道的损伤，这些因素叠加起来都会造成肺损伤，使肺功能受到损害。如果既往有或多或少的肺部疾病及吸烟史，会使术后的肺功能雪上加霜，从而增加并发症的发生，甚至会有致命的危险。所以术前一定要戒烟，并进行积极的肺功能锻炼，以减少术后并发症，保证身体顺利恢复。

（四）为什么要重视口腔护理？

食管癌患者大多有不良的生活习惯，口腔卫生多数不好，所以术前一定要刷牙。术后，因病情不同需有一段禁食期。在此期间，有的食管癌患者主动放弃了刷牙或者减少刷牙次数，理由是术后没有进食，口腔污染较少，无须进行清洁。其实并非如此，因口腔和食管相连，食管癌患者如不注意口腔卫生，口腔内的细菌可能随着唾液进入食管，并在伤口部位停留、繁殖，造成伤口感染。所以即使不进食，患者也要每隔2小时用淡盐水漱口一次。手术创伤易使患者抵抗力下降，加上食管癌患者需禁食、禁水，唾液分泌减少，更降低了口腔的抑菌能力。如果患者治疗中使用胃管，胃管经过的咽后壁将成为清洁的死角，这些因素都可能导致术后食管癌患者发生口腔疾病，进而影响术后康复，增加吻合口瘘的发生。

曾经行术前新辅助化疗和放疗的患者，更须注意口腔卫生。因为胸部放疗后，患者很可能出现口干舌燥、唾液分泌减少等症状，容易滋生细菌。而化疗药物可以抑制口腔黏膜的修复，导致口腔溃疡、黏膜溃烂出血、口腔疼痛。这时就需要专业的口腔护理，使用特定的漱口液，并在溃烂创面用药促进愈合。

（五）为什么要重视术前营养状况评估及营养支持？

临床衡量食管癌患者营养状况的一个简单指标，就是观察患者的体重变化。由于食管癌是慢性消耗性疾病，所以大多数患者都会遇到体重减轻的问题。体重减轻主要由两个因素造成，一是摄入量减少，当患者被诊断为癌症后，精神上压力陡增，情绪忧郁，进而引起失眠、厌食，且吞咽不畅也会使进食减少；二是因食管癌释放毒素等毒性反应，常引起呕吐、腹泻导致大量蛋白质和糖类的丢失，从而使人体水、电解质平衡失调，尤其是恶变的食管癌细胞在短期内恶性膨胀，为适应其过快生长的需要而不断地浸润正常组织并与其争夺、消耗重要的营养物质，如维生素、氨基酸和蛋白质等，因而使患者的体重快速下降，出现所谓的恶病质状态。

一般来说，早期食管癌患者由于机体抵抗力还比较强盛，而食管癌组织尚在萌芽状态，营养状况尚属良好，临床常表现为体重略减轻，肌肉较以前松弛，皮肤轻度粗糙，弹性稍差，这一段表现持续时间较长。如能抓紧时机积极治疗，或可使病情逆转，降低死亡率。中、晚期食管癌患者，则表现为机体进行性消瘦，原先较肥胖的食管癌患者表现尤为明显，"大腹便便"消失了，取而代之是腹部平坦或呈舟状腹，四肢骨瘦如柴。"三凹征"明显（即胸骨上窝、锁骨上窝和肋间隙有明显凹陷），皮肤枯燥无光泽，毛发稀疏等，即恶病质状态，常提示食管癌已到晚期。由此可见术前评估食管癌患者的营养状况不仅可以了解患者的身体情况，还可以判断预后情况。对于存在营养不良的患者，给予正确、及时的补充营养是必要的，这样可以减少治疗后并发症的发生。

（六）病变长度是不是手术禁忌?

随着器械和手术技术的发展，食管癌的手术适应证已大大扩展，对于外侵和转移不明显的患者，都可以手术切除。一般来讲，病变的长度不是手术的禁忌。

（七）肿瘤切除了，是不是就好了?

这是临床常常遇到的问题，很多患者手术后身体恢复了，就认为治好了，癌症从此消失了，再也不来就诊了。到发现转移时再来，病变一般已是终末期了。其实对于癌症的治疗，任何方式都不是一劳永逸的，手术也一样，食管癌一般术后 5 年生存率 30% 左右，早期病变术后 5 年生存率 90% 左右，也不是 100%，所以手术后身体恢复是第一步，可能还需要化疗等其他辅助治疗。并且术后一定要定期复查，争取及早发现病情变化，从而及早治疗。

（八）术后饮食习惯应该怎样注意?

食管癌手术切除了部分食管，用胃代替，以重新恢复消化道的功能。患者贲门的作用完全消失，胃的容量较前减少，位置从腹腔升至胸腔，从横位变成立位，这些都可引起消化道功能的改变。因此，术后早期患者须进食高热量、易消化的流食或软食，少食多餐，一日4～6餐为宜，餐后不要立即平卧，以免食物反流入气管引起呛咳。此种饮食习惯一般要坚持半年至一年，再往后可和正常人一样恢复一日三餐，总食量达到术前水平。

另外，术后患者常出现进食后停顿感，易饱胀，胃内有串气样感觉，须尽力"打嗝后"再进食。这是因为术后胃容积减少，吞咽的空气无处存留，待其排出后食物才可进入。由于手术时迷走神经被切断，部分患者可出现腹泻、唾液增多，可以对症处理。有的患者术后出现反酸、胸骨后灼痛、呕吐甚至呕血。这是由于吻合口太大，胃内容物反流到食管所致，可进行纤维内镜检查和食管压力及 PH 值测定，以确定有无反流性食管炎和吻合口溃疡。保守治疗对反流性食管炎有效，严重的病例可手术处理。

（九）什么是营养管？营养管的作用是什么？

食管癌手术进行了消化道的重建，使患者的消化道解剖结构和生理功能都发生了根本的改变。为了帮助重建的消化道尽快恢复结构和功能，一般术中多经鼻留置一根营养管，它的远端在吻合口以远，患者术后不经口进食，而通过这根管子完成进食，此管被称作营养管。在临床实际工作中，营养管的应用已发挥到极致，使外科手术治疗如虎添翼，很多棘手的问题迎刃而解。比如，手术造成的吞咽困难往往会造成致命的误吸，而应用营养管，可以暂缓经口进食，给予充足的时间进行吞咽功能的锻炼，而不会引起并发症；临床上棘手的吻合口瘘和食管-气管瘘，由于有了营养管，使复杂问题变简单了，只要保证持续营养，多数瘘口可以自行愈合，而不需要其他的措施；此外，对于术后化疗引起的恶心、呕吐和营养不良，营养管可以不受这些化疗反应的影响。一根应用良好的营养管不但可以使长期不经口进食的患者"健康地活着"，还可以把患者喂胖。

十三 食管癌治疗的现状和前景

目前，食管癌的首选治疗方法仍然是手术，其"早期"（0～Ⅰ期）术后5年生存率达90%，但在医院就诊患者中绝大多数为"中、晚期"，可手术者仅占20%，术后5年生存率为20%～30%。对于放射治疗，"早期"患者单一放疗的5年生存率为67.6%～75%，而局部晚期不能手术者5年生存率仅10%左右。作为全身性治疗手段的化疗虽然近期缓解率较高，但缓解期较短，目前主要应用于"中、晚期"食管癌患者的姑息治疗。

食管癌是一个全身性疾病，因此，任何单一治疗方式都难以大幅度提高其疗效。多数临床研究表明：多学科的综合治疗能提高食管癌的治疗效果。有目的、有计划地合理安排综合治疗程序已受到广泛的重视。目前食管癌主要的综合治疗模式包括术前化疗或放疗、术后放疗、同期放/化疗、术前同期放/化疗和术后同期放/化疗等。随着手术技术的改进、放疗设备和技术的更新、新的化疗药物的出现、相信它们之间的结合会越来越密切，而患者的疗效也会越来越好。

（熊宏超　陈克能）

预防食管癌小贴士

1. 戒烟限酒。
2. 细嚼慢咽，不吃烫食、硬食、剩菜、霉变食物。
3. 多吃新鲜蔬果，少吃煎、炸、熏、烤、盐腌食物。
4. 积极治疗食管疾病，高危人群定期内镜检查。

第十章

胃　癌

 一　什么是胃癌？

　　简单讲，胃癌就是胃的一种恶性肿瘤。但胃恶性肿瘤不只是胃癌一种，还有胃间质瘤、胃神经纤维肉瘤等其他类型，胃癌指的是发生在胃上皮组织的恶性肿瘤。

　　胃是消化系统的一部分，上面是食管，下面连接十二指肠，是两者之间的消化管膨大部分（图10-1）。所以，胃除了是食物通道以外，还可以暂时存留食物，胃蠕动可以将食物研磨成小的颗粒，胃分泌的消化液能消化食物，便于进一步的吸收。

　　胃壁分为四层，最内层是黏膜层，表面覆盖着黏膜上皮细胞，我们讲的胃癌就是来源于上皮细胞的恶性肿瘤。黏膜层外面分别是黏膜下层、肌层和浆膜层（图10-2）。胃癌发生后肿瘤可以向胃腔内生长，也可以向外生长侵犯黏膜下层、肌层和浆膜层，甚至侵犯到胃外的脏器和组织，如肝、结肠等。由于胃上皮细胞和胃肌肉组织、神经组织等结构上有显著差异，在显微镜下多可较容易地确定肿瘤是否来源于上皮组织，确定癌的诊断。我国胃癌发病率高，其死亡率又位于各种恶性肿瘤的前列。因此，胃癌是一个严重危害我国人民健康的常见病，应引起重视。

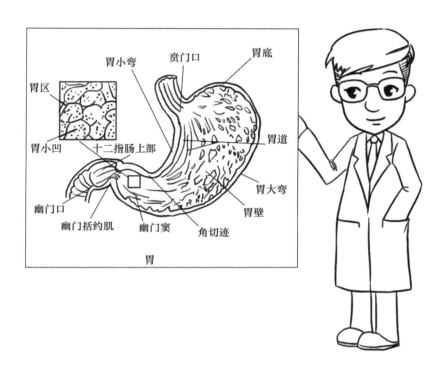

图 10-1　胃的解剖

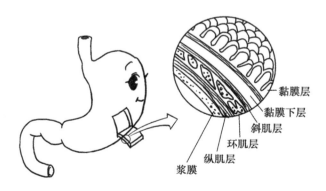

图 10-2　胃壁的结构

哪些人是胃癌的高危人群?

胃癌的高危人群是指比一般人更容易患胃癌的人。一般而言,胃癌的高危人群发病率比平均人群发病率高几倍,甚至近 10 倍。应该指出的是,高危人群只是指患胃癌的可能性相对较高,并非肯定会患胃癌。与普通人群相比,高危人群更应接受有针对性的检查。

我国胃癌的高危人群一般包括:

1. 年龄在 40 岁以上,以前有慢性胃病史,近期出现消化不良。

2. 家族中有胃癌或其他消化道癌的患者。

3. 以前有胃病史,特别是慢性胃溃疡、胃息肉、萎缩性胃炎、胃切除术等 10 年以上。

4. 有幽门螺杆菌感染。

5. 有原因不明的呕血、呕吐咖啡色物或柏油样便,并且有体重下降。

6. 原来有反酸、胃灼热等症状,现在症状突然消失。

7. 出生在胃癌高发区,或曾在高发区长期生活过。

8. 本人患过其他恶性肿瘤。

9. 喜欢过咸的食物,包括腌制品和熏制食品,长期酗酒和吸烟,进食新鲜蔬菜较少的人。

10. 精神受刺激和抑郁的人。

至今还没有发现造成胃癌的真正原因,目前认为胃癌是多种因素共同作用的结果。所以,应尽量减少可能导致胃癌发生的危险因素。胃癌的防治一方面是设法控制和排除已知的可疑致癌因素,另一方面是发现易感个体,定期随访,及时发现早期患者,及时治疗。具体措施如下:

1. 努力克服不良饮食习惯:少吃煎、烤、油炸及盐腌的食物,不吃霉变食物,不吸烟,少饮酒,多吃新鲜蔬菜、水果。食物要使用冰箱贮藏,减少亚硝胺形成。不吃过烫的食物,不暴饮、暴食,不过快进食,避免进食粗糙食物。

2. 积极治疗胃部的各种慢性疾病，包括胃溃疡、慢性胃炎、胃息肉等。慢性胃病应系统治疗，经胃镜或 X 线复查治愈才行，不能认为症状解除或缓解就是治愈。

3. 其他：胃切除术后的残胃易发生癌变，所以当再次出现胃痛、不适等症状时应加倍小心，及时检查，包括钡餐、胃镜检查等，及时诊治。

 胃癌的早期发现有什么好处？

胃癌的发生和发展有一定的规律。胃癌往往在生长到一定阶段后侵透血管壁或淋巴管壁，然后借助循环系统出现淋巴结转移或脏器转移。在胃癌早期和中期阶段，肿瘤多仅仅出现淋巴结转移，而较为局限的淋巴结转移大都能被手术完整切除。这种情况下患者的治疗效果往往也是比较好的。所以，如果早期发现、早期诊断，可根治性切除，治愈的机会还是相当大的。早期胃癌 5 年生存率在 85%～90%。胃癌的 5 年生存率近似于治愈率。胃癌分期越早，治愈的机会越大。日本、韩国胃癌的总体治疗效果较好，5 年生存率在 70% 以上，主要归功于早期胃癌比例高。根据日本、韩国的资料，两国早期胃癌的比例超过 60%，远远高于我国的 10%。欧美胃癌总体效果和我国类似，但欧美早期胃癌也接近 40%。从这个角度而言，早期发现至关重要。

 如何早期发现胃癌？

如何早期发现胃癌呢？胃癌的早期症状没有特异性，早期诊断比较困难。人们对于癌症的避讳也容易造成病情的延误，所谓"讳疾忌医"就是这样一个道理。胃癌近半数患者早期没有临床症状，仅部分患者有轻度消化不良等症状，如上腹隐痛不适、轻微饱胀、疼痛、恶心、嗳气等，而这些症状并非胃癌所特有，亦可见于慢性胃炎、慢性溃疡、功能性消化不良，甚至正常人偶尔也会出现。随着疾病的进展，患者会逐渐表现出以下症状。如果出现下述症状，就需要进行相关的检查。

1. 食欲缺乏，不爱吃饭，上腹部饱满感和食欲减退常常是胃癌首先出现的症状。

2. 早期胃癌患者会有恶心的情况，但大多是偶然现象。如出现呕吐，往往是肿瘤已梗阻幽门或贲门时，即胃的入口和出口。患者的呕吐程度、呕吐物的颜色和性质都取决于梗阻的严重程度和部位。肿瘤位于胃底及贲门部，引起贲门狭窄，会出现进食不顺畅、吞咽困难或饭后哽噎感。

3. 上腹部疼痛是胃癌最常见的症状，开始阶段上腹部疼痛并不严重，往往是时隐时现，也没有什么规律。如果原来没有胃病，出现时常有上腹部隐痛或不适，或原有溃疡病史的患者上腹部隐痛的规律与原先有所改变，就需要警惕。病情进一步发展后，疼痛会变得频繁，有时甚至会持续存在。

4. 有些胃癌患者早期就有胃出血，但因出血量较少，且并不出现呕血，肉眼看粪便形态和颜色也属正常，因此不太被重视。许多患者表现为久治不愈的贫血、乏力和消瘦。当癌组织累及血管时，可出现呕血及柏油样便，且不易止血。

5. 此外，原因不明的腹泻、便秘、贫血、消瘦等，都应引起重视。

6. 胃癌晚期会出现淋巴结转移和脏器转移。在体格检查时，注意检查常见的转移部位也具有一定意义。如左锁骨上淋巴结转移是晚期胃癌患者较常出现的转移，还有女性卵巢转移、盆腔种植等。因此，体检时也应注意检查上述部位。女性发现的卵巢肿瘤除考虑卵巢本身的良性和恶性肿瘤外，还应考虑到胃癌等消化道肿瘤转移到卵巢的可能。

 五　诊断胃癌有哪些常规检查手段？

胃癌的确诊需要病理学的证据，而胃癌要取得病理学证据，常常需要通过胃镜活检取得组织，在显微镜下观察确定诊断。如果发现患者左侧颈部有肿块，怀疑是胃癌转移造成的，可以手术切除，也可以通过细针穿刺获取组织进行化验检查。

胃镜和钡餐检查是诊断胃癌的常用方法，下面会详细介绍。胃镜是将特制的管道通过口腔放入胃里，能直接观察到胃有没有异常。钡餐是喝一种白色造影剂，间接反映胃内的异常情况，还可以看到胃的大小、形状和蠕动情况，但是不像胃镜能通过管道放进一种特殊的抓钳，抓取组织进行病理检查。许多人认为胃镜能直接观察胃腔的形态和色泽，同时又能对胃粘膜组织进行活检，可以替代其他检查。其实，胃镜无法观察胃邻近组织的情况，对胃黏膜破坏不明显、黏膜下浸润为主的病变，胃镜检查容易漏诊。我们临床实践过程中也遇到过胃镜五次活检，包括切取活检仍无法确定诊断者，但上消化道造影显示胃癌非常典型，手术也证实是胃癌。上消化道钡餐造影方法简便，只需空腹准备就行，一般患者都能接受，尤其适用于年幼或年迈、体弱的患者。

（一）胃镜检查

胃镜检查是将一种特制的管道由口腔经食管置入胃腔，肉眼直接观察各部位胃黏膜的变化，如充血、水肿、萎缩、溃疡、出血、炎症以及肿瘤等。当胃镜检查发现食管、胃或十二指肠有可疑病灶时，可用胃镜前端特有的活检钳钳取活体组织进行病理学检查，这样可确定病变部位的病变性质，及时发现早期胃癌，防止漏诊、误诊。有慢性溃疡病的患者，尤其是40岁以上者，有不明原因的消瘦和贫血时应提高警惕，如能定期进行胃镜检查，可对早期诊断有所帮助。

胃镜检查有时也会有一些并发症，其中较严重的并发症有心肺意外、严重出血、穿孔。感染是较少见的并发症，主要为吸入性肺炎，表现为发热、咳嗽、胸闷和气促。胃镜检查时咽部的刺激感和腹部的胀气感，难免会令一些患者望而却步。同时它也不适合病情较重的患者，如大出血、休克、心脏不好、昏迷不能配合以及年迈体虚者。不过目前很多医院开展麻醉下胃镜，能很好地减轻甚至消除患者的痛苦。

胃镜检查有较高的安全性，同时由于较严格的清洗和消毒流程，一般不会引起患者之间疾病的相互传染。目前医院在胃镜检查之前，多要求出示感染筛查的结果，对有传染性疾病的患者需要特定的检查和消毒措施。

（二）X 线钡餐检查

X 线钡餐检查是通过喝下不透 X 线的钡剂，让它涂抹在胃黏膜的表面。钡剂所到之处通过摄片，可较清晰地显示出来，在观察食管及胃的形态的同时，间接地反映胃黏膜有无病变。当有肿瘤存在时，可在钡剂所覆盖处出现充盈缺损的影像。对于有上腹疼痛、饱胀或进食有哽噎感，以及有胸骨后疼痛或烧灼感的患者应考虑行 X 线钡餐检查。

上述方法主要是确定胃癌诊断，但从广义上讲，胃癌诊断确定后，还有一个分期诊断的问题。分期诊断简单而言，就是看病情是早期、中期还是晚期。胃癌的治疗也是依据胃癌的分期确定，早期、中期、晚期治疗方法各有不同，治疗效果也不一样。在下文中，将简要介绍一下胃癌分期和如何进行分期检查。

 胃癌如何分期？

胃癌的分期是建立在对患者的存活情况的分析基础上的。有很多研究探索恶性肿瘤、患者的各种因素对存活状态的影响，经过不断总结，发现肿瘤的侵犯深度、淋巴结转移情况和远处转移情况是影响患者生存最为重要的因素。通过国际性的学术会议，确定包括上面三个因素的分期系统（TNM 分期系统）。值得注意的是，这个分期是以手术切除标本为依据的。

T 是指肿瘤的侵犯深度。胃癌是从胃腔内侧上皮细胞开始生长的，逐渐向外侵犯。将胃壁从内到外分为几层，根据肿瘤侵犯深度确定 T 分期。侵犯深度越深，说明肿瘤越晚，出现淋巴结转移或其他转移的可能性越大。

N 是指肿瘤的淋巴结转移。N 分期曾经有不同的定义方法，最初按照肿瘤周围不同距离内淋巴结转移的数目分期，后来采用淋巴结转移的数目进行，同时参考淋巴结所处的位置。淋巴结转移数目越多，病情越晚。

M 是指肿瘤的远处转移。如果肿瘤转移到胃以外的远处脏器，包括肝、肺、骨、脑、肾上腺、腹膜等处，就是远处转移。此种情况即属于传统的肿瘤晚期，治疗效果很差。

在学术界，常用的还有日本胃癌分期。日本胃癌分期最初是根据淋巴结所处部位分为不同的站，对胃癌根治性手术尤其是淋巴结清扫范围有很好的指导价值。经过东方和西方胃癌学者们多年的沟通和交流，日本和 UICC 分期逐渐融合，日本胃癌分期也接受了以淋巴结转移数目为依据的 N 分期方法。统一的分期系统为世界范围内横向评价胃癌疗效提供了权威的标准，对促进胃癌的临床研究具有不可估量的作用。

 七　为什么手术前要做检查?

很多患者诊断胃癌后都非常积极的要求赶紧手术治疗，这个原则本身并没有太大错误，但是笔者经常也会遇到胃癌手术后短期内发现复发或转移的情况，其实在手术前就有转移，只不过没有发现。早年胃癌患者单纯行手术探查的比例并不低，但手术只是打开腹腔看一下，发现腹腔内有转移或者无法切除，让患者经受了麻醉和手术的痛苦。事实上，目前的医疗水平几乎可以完全避免上述情况的发生。

依靠什么呢? 就是手术前的检查。随着胃癌综合治疗重要性的显现和被接受，分期检查已经成为治疗前的必须步骤。分期检查的主要目的包括: 一是确定临床分期，并根据临床分期情况确定综合治疗方案; 二是确定手术的可能性、可能的难度以及可能的手术方案、对患者生活质量和生存的影响。

主要思路包括: 除外远处转移，根据肿瘤可能转移的部位逐个排除。除了排除常见转移部位外，还需要根据患者的症状判断可能的转移部位。比如，胃癌患者近期出现不明原因的头痛，需警惕脑部转移的可能。胃癌常见的转移部位包括肝、肺、骨、脑、肾上腺等。一般通过胸部 X 线或 CT 检查排除肺转移，腹部 CT 检查除外肝、肾上腺转移，多数骨转移需要通过骨扫描早期发现。腹部 CT 和 MR 检查除了可以判断胃癌的病变范围、大小、与周围脏器的关系外，还可发现是否有腹水，有无网膜结节等腹腔转移。

近年来出现了一种新的检查方法 PET-CT，在临床上应用也越来越多。这种技术的应用日益广泛，在排除远处转移和早期发现病灶方面具有一定优势。PET-CT 技术是目前唯一结合解剖、细胞功能和代谢的影像学检查，没有明显的损伤。不但在肿瘤领域，在冠心病、脑部疾病等方面的优势也很明显。在胃癌的早期诊断、治疗效果的评价以及复查方面也有一定价值。

下文还会谈到胃癌有不同的治疗方法。对早期胃癌可以有缩小手术甚至内镜下手术的方法，建立在对早期胃癌准确分期的基础上。胃镜超声技术是非常必要的一个技术。超声内镜是近年出现的先进技术，集中了超声和胃镜的部分优势。它是通过胃镜将特制的探头放置到胃腔内，前端的探头有超声的功能，能检测胃周围的组织和器官情况。对胃癌而言，能看到胃癌的侵犯程度和胃周围淋巴结的情况。相比于CT 等检查，超声胃镜对于判断胃癌的侵犯深度和淋巴结转移情况具有很好的优势，所以在判断是否为早期胃癌时，这是必要的检查项目。

 ## 胃癌为什么要手术治疗？有哪些手术方法？

外科手术是治疗胃癌的首选方法，也是目前唯一可根治胃癌的手段。除了原发灶巨大、固定、腹内脏器广泛转移、恶病质外，只要患者全身情况许可，均应早期切除原发病灶。早期胃癌和中晚期胃癌的手术方式并不相同，唯一的原则是在手术中务必将肿瘤细胞切除干净，争取在肿瘤细胞弥漫浸润或通过血液、淋巴扩散前彻底清除。早期胃癌患者应树立信心，及早手术不要错过时机。胃癌的手术方法还是比较多的。不同方法适用于不同的患者，原则无非两个，一个是根治性切除，另一个是尽量提高手术后的生活质量。

（一）传统的根治性胃切除手术
传统的根治性切除手术即将胃癌的原发病灶，连同部分组织及其相应的区域淋巴结一并切除，临床上不残留任何癌组织，称为 R_0 切除。

如果手术后仍有肿瘤残留则为 R₁ 或 R₂ 切除，R₁ 切除指显微镜下切除边缘有肿瘤细胞残留，R₂ 切除是指肉眼下仍有肿瘤没有被切除。胃癌手术的重要部分包括淋巴结清扫的范围，根据区域淋巴结清除的范围不同，分为不同的根治术：第一站淋巴结没有完全清除的是 D₀ 术式；第一站淋巴结完全清除的是 D₁ 手术；清除全部第二站或第三站淋巴结的，称为 D₂ 或 D₃ 手术。目前对进展期胃癌提倡 D₂ 淋巴结切除手术。

根治性胃大部切除的范围，一般包括胃肿瘤在内的胃上或胃下 2/3～3/4、全部网膜和连接胃与周围器官的组织。如果肿瘤侵犯周围的器官如脾和胰的体部或尾部，应尽量完整切除。切除的原则一般要求距离肿瘤 4～5 cm，对部分恶性程度不高的胃癌，切除范围可适当缩小。

（二）姑息性手术

姑息性手术包括姑息性切除手术和减症手术。对姑息性切除手术也存在着不同意见。一种意见认为姑息性切除只能解除幽门梗阻、出血、疼痛以缓解症状，而不能延长生命。因此，剖腹发现癌肿不能根治时，如无上述并发症者即应放弃切除手术。多数意见认为，有不少手术时认为是姑息切除的胃癌患者术后存活 5 年以上，甚至 5 年生存率可达 11% 左右。国内统计胃癌姑息性切除生存率达 11.7%。一般认为，对肿瘤切除尽量采取积极态度，绝对不要将能完全切除的简单切除，使患者丧失治愈疾病的机会。对胃癌而言，第一次治疗是至关重要的，尤其是手术。

如果肿瘤不能被完全切除，但是有幽门梗阻的情况，患者无法进食或食物无法吸收，需要将梗阻部位两端的消化道连通，就是短路手术。有些患者甚至短路手术也无法实施，也可在空肠内留置营养管便于灌注营养液。这些均属于姑息或改善症状手术的范围。

（三）早期胃癌的手术治疗

我国早期胃癌的比例一般在 10% 左右，治疗效果较好，5 年生存率多在 90% 以上。所以，早期胃癌的手术可适当缩小范围，甚至在内镜下手术切除。近年来，随着早期胃癌病例的不断增多，手术经验的日益丰富，积累了较多的临床资料。

内镜下切除的方法主要包括内镜下黏膜切除术和内镜下黏膜下层剥离术，实际上就是单纯把胃的肿瘤完整切除。它们的理论基础就是早期胃癌出现转移的机会很小。从操作上讲，后者相对更为复杂。从理论上讲，早期胃癌的根治性内镜下治疗，须具备两个条件，一个是肿瘤无淋巴结及远处转移，另一个是能将癌组织完全消灭。由于内镜下肉眼观察病变可能会产生误差，在检查切除标本时如果发现无法满足上述根治性要求，需要进行二次手术补救。

胃癌根治性手术后为什么要进行化疗？

过去认为恶性肿瘤开始时仅是局部疾病，以后才向周围侵犯，先由淋巴道转移，最后经血液全身转移，所以，治疗恶性肿瘤的关键是早期将肿瘤彻底切除，手术范围力求广泛。但近年已认识到肿瘤发生后，肿瘤细胞即不断脱落并进入血液循环，其中的大部分虽能被身体的免疫防御机制所消灭，但有少数未被消灭的肿瘤细胞会成为复发和转移的根源，因此，当临床发现恶性肿瘤并进行手术时，事实上部分患者已有远处转移。

由于进展期胃癌单纯的手术治疗后，复发、转移率较高，不少有效的化疗药物或联合用药方案对胃癌的有效率常可达 40％以上。因此，希望应用术后辅助化疗处理根治术后可能存在的亚临床转移灶，以达到防止复发，提高疗效的目的。过去 40 年以来，在这方面进行了不少的研究，多数早期研究结果认为术后辅助化疗无效，少数的研究认为有效。近年来较多的综合性资料分析证实术后化疗轻度有效，特别是Ⅱ期和Ⅲ期胃癌患者以及Ⅰ期高危患者应该接受化疗。

目前通过大型的临床研究证实胃癌根治性切除术后，口服替吉奥一年，能提高患者术后生存的可能性，这个研究是在日本进行的。韩国学者则通过研究证实联合奥沙利铂和希罗达（卡培他滨）这两种药物能改善胃癌术后患者的治疗效果。因此，进展期胃癌即使接受根治性切除手术，也建议进行辅助化疗。

什么是胃癌的新辅助化疗？

新辅助化疗是指在手术前给予辅助化疗。新辅助化疗的使用源于几个问题：部分患者手术探查发现无法切除，主要因为肿瘤太大或侵犯邻近脏器；胃癌术后化疗有一定盲目性，只有肿瘤复发后才知道药物无效。理论上讲，新辅助化疗具有以下几个优点：①防止术后肿瘤血供改变影响化疗效果；②防止切除原发肿瘤刺激剩余肿瘤生长；③使肿瘤降期，提高肿瘤切除率；④减少术中播散，消除潜在的微转移灶；⑤化疗敏感性实验，了解肿瘤对化疗药物的敏感性，合理选择敏感药物；⑥剔除不宜手术治疗的患者。

手术前给予辅助化疗的时间不能太长，一般给予 2～3 个月。它的作用机制不同于手术后 6～12 个疗程的辅助化疗，因此不称为术前辅助化疗，而称为新辅助化疗或诱导化疗。胃癌新辅助化疗应用越来越多，也与目前化疗药物疗效好、毒副反应显著降低有关。在英国患者中进行的临床研究也证实新辅助化疗对胃癌患者的长期生存率有帮助。

 为什么推荐做腹腔化疗？

胃癌手术后的复发，除了远处转移外，腹膜复发最常见，约 40%～50%。弥漫型、低分化型胃癌以及 Borrman Ⅳ 型胃癌的腹膜复发更为常见，甚至高达 60%～70%。而肠型、高分化型胃癌的腹膜复发率略低，约 20%～30%。胃癌患者一旦出现腹膜转移，预后差，胃癌腹膜转移中位生存期为 6 个月，5 年生存期为 0，而且症状非常难以处理。但术后的静脉化疗对预防和治疗腹膜转移作用有限。

早在 70 年代初就有研究者应用腹腔内化疗。近年来，随着癌症早防、早治和个体化综合治疗观念得到一致的认同，术中腹腔化疗及在此基础上发展的术中腹腔热灌注化疗（hyperthermic intraperitoneal chemotherapy, HIPEC）成为胃癌综合治疗的热点之一。于 1980 年由美国的 Spratt 首次报道，常规流程是在胃癌手术结束关腹前，用一个特制的体外加温循环系统，使用 3000～4000 ml 加注了化疗药物的溶液，对腹腔内持续循环灌注 30 分钟至 2 小时，溶液温度维持在 43～44℃。因恶性肿瘤细胞的耐热性明显低于正常细胞，利用腹腔热灌注化疗区域药物高浓度、温热作用及二者协同效应，共同杀灭肿瘤细胞。

最新的胃癌治疗指南中开始提到，如果腹腔内发现游离的癌细胞，那么出现腹腔转移的机会很大，可以认为就是晚期，有腹腔转移。他们的治疗效果远远差于腹腔内没有游离癌细胞的患者。但是，对腹腔游离癌细胞的早期发现还在不断研究和规范中，早期进行腹腔灌注化疗的价值还不太确定。

 胃癌放疗有没有用处？

早年报告中胃癌术后局部复发率非常高，高达 70%～80%，即便施行规范的 D_2 淋巴结清扫手术，局部复发率也在 30% 左右。胃癌局部复发后，放疗是非常重要的治疗手段。由于胃的周围有对放射线敏感的易被损伤的肾、肝、脾、脊髓及小肠等脏器，限制了放射治疗的安全使用；又由于胃的位置较深，也难以得到满意的放射治疗剂量分布曲线，且有引起胃癌出血或穿孔以及恶心、呕吐、厌食、体重下降等急性副反应的可能，造成术后患者恢复困难，这些均限制了胃癌放射治疗的开展。为减少放疗的副反应、提高放疗疗效，一般建议模拟定位和三维适形放疗。胃癌术后放疗的价值已经得到临床研究的证实。美国的一项研究发现胃癌根治术后辅助放/化疗可补偿淋巴结清扫范围的不足。还有部分中心开展并倡导术中放疗。

 胃癌术后免疫治疗

肿瘤免疫治疗的目的是激发或调动机体的免疫系统，增强肿瘤微环境的抗肿瘤免疫力，从而控制和杀伤肿瘤细胞。目前肿瘤免疫疗法主要包括非特异性免疫刺激剂、细胞因子、肿瘤疫苗和单克隆抗体治疗等。免疫治疗在肿瘤抗原性较强的肿瘤如黑色素瘤、肾细胞癌中研究的较多，取得的临床效果也带给了人们很高的期望。目前免疫治疗的研究主要在日本、韩国等东方国家中开展，在临床实践中往往在化疗的同时，加用免疫增强剂以提高疗效。今后需要在临床前实验所获取的成果带动下，组织多中心大样本，更合理地设计临床实验，对胃癌免疫治疗的疗效进一步验证。

十四　胃癌体检中有哪些注意事项？

很多人把恶性肿瘤的普查等同于血液肿瘤标志物的检查，如 CEA、CA199、CA72.4、CA125、AFP 等。不可否认，上述肿瘤标志物对早期诊断有一定帮助，如 AFP 对筛查原发性肝细胞癌颇有意义，近三分之一的胃肠道肿瘤患者 CEA 阳性，其他血液肿瘤标志物也会在肿瘤早期有不同程度的升高。但除了 AFP 外，恶性肿瘤早期出现血液肿瘤标志物升高的比例并不高，也就是说，血液肿瘤标志物检查正常不代表没有肿瘤。

另一个问题是，血液肿瘤标志物升高是否代表肯定有肿瘤存在呢？笔者在门诊经常遇到因此问题而咨询者。肿瘤的诊断必须有影像学和病理学的证据，单纯依靠血液肿瘤标志物升高来诊断肿瘤是不够的。我们往往会根据不同血液肿瘤标志物的升高情况选择最可能得出阳性结果的检查手段。像 AFP 的升高除见于肝癌外，还可见于少数胃癌、畸胎瘤、胚胎源性肿瘤、肝炎等。CA199 的升高可见于很多消化道肿瘤，多囊胰的病例中也有 CA199 显著升高者，并非仅见于胰腺癌。总之，血液肿瘤标志物的升高仅仅起到提示作用，是一条线索，是一根藤，但顺藤摸到的未必是瓜，也可能是叶。

笔者认为，体检中应该更为重视的是主诉，即自我感觉到的不适。常见的提示恶性肿瘤发生的有不明原因的出血、消瘦、炎症、肿块等，任何年龄的人群在任何部位出现上述情况都应该引起足够重视。目前体检系统中"重仪器、轻问诊和查体"的现象很容易出现漏诊。一般的体检项目对肿瘤仅仅是血液检查，显然远远不够。实际上，上述肿瘤早期也会表现出一定的不适，如刺激性咳嗽、轻度咯血、进食哽噎感或胸骨后疼痛不适、上腹部不适、便血等。早期的症状结合影像和血液学检查有助于提高检出率。受检者的心态是求阴性，如为阴性则如释重负，但如为假阴性则会贻误病情。检查者应持求阳性心态，减少漏诊。体检过程中也应该询问家族史，以便发现遗传性或高危患者。

那体检应该做哪些检查呢？首先，应向医生介绍自己的顾虑、不适和既往病史，如担心可能会出现什么类型的肿瘤、自己身体微小的变化和不适，会提示医生做针对性的体检。如有多年乙肝病史者，那肝的针对性检查是很有必要的。其次，不拒绝查体，尤其是暴露性查体和肛门指诊，有些发现往往是意外的发现。血液学检查，包括 AFP、CEA 等检查结果会对进一步的影像学检查有提示作用。再次，有针对性的或间断性的进行影像学检查，如胃镜、肠镜、CT 乃至于 PET-CT检查。对于胃癌，除了高发区外，还没有常规进行胃镜体检的，这样易造成部分胃癌难以早期发现。总之，体检是早期发现肿瘤的重要手段，但也是一个复杂的甄别过程。在这个过程中，受检者的积极参与包括对自身不适的叙述尤为重要，全面的体格检查也是非常关键的，恰当的辅助检查是必要的补充。

（季加孚　武爱文）

预防胃癌小贴士

1. 戒烟限酒。
2. 使用冰箱贮藏食物。
3. 不暴饮暴食，避免进食粗糙食物。
4. 积极治疗胃部慢性疾病。

第十一章

结/直肠癌

当你大鱼大肉享受人生时，厄运正在悄悄降临……

——北京大学肿瘤医院结/直肠肿瘤外科主任

顾晋教授为你解读结/直肠癌

 什么是结肠和直肠？

157 ●

结肠和直肠都是人体内很重要的一段肠管，他们是人体消化道的末段（见图 11-1），其作用是吸收经过小肠消化吸收后的食物残渣中的水分和其他一些物质，并将这些残渣最终变成粪便，排出体外。

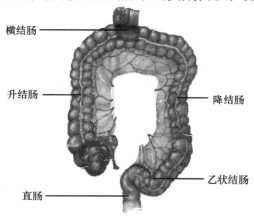

横结肠

升结肠

降结肠

乙状结肠

直肠

图 11-1　结肠和直肠的解剖结构

什么是结/直肠癌？

自结/直肠黏膜上皮起源的恶性肿瘤称为结/直肠癌，是最常见的消化道恶性肿瘤之一，结/直肠癌包括结肠癌和直肠癌，发生在升结肠、横结肠、降结肠和乙状结肠的称为结肠癌；发生在齿状线至直肠与乙状结肠交界处之间的癌，称为直肠癌。根据发生部位不同，临床表现常各有其特殊性。

 ## 结/直肠癌常见吗？

结/直肠癌在经济发达国家和地区十分常见，发病率高达（35～50)/10万，一般为第2～4位常见癌症。在美国，大肠癌死亡率仅次于肺癌，位居恶性肿瘤的第2位。在我国等发展中国家，大肠癌发病率较低，但随着我国居民饮食和生活习惯的改变，大肠癌发病率、死亡率有逐年上升趋势，根据中国卫生部卫生统计信息中心2004年的报告，结/直肠癌的发病率已占全部恶性肿瘤的第三位，而且年死亡率上升至7.35/10万，位于恶性肿瘤致死原因的第五位，尤其是结肠癌的发病率迅速上升，城市明显高于农村。

我国大肠癌发病率及死亡率的地理分布特征为：沿海东部地区比内陆西北地区高发，其中长江中下游地区最高，也就是说经济发达地区发病率较高，城市较农村高，大城市较小城市高，但农村也有高发区。

 ## 结/直肠癌的发病年龄？

尽管任何年龄都可能患结/直肠癌，但90%以上患者年龄大于40岁。所以通常讲40岁以上的人应该开始例行体检，以及时发现可能的癌变。

 ## 结/直肠息肉都会癌变吗？

结/直肠息肉是起源于结/直肠黏膜内面并向肠腔突起的异常新生

物。息肉形状可以是扁平的也可以有蒂。息肉在结/直肠中相当常见，大约15%～20%的成年人伴有息肉，可发生于整个结肠及直肠，不过最常见于左半结肠、乙状结肠及直肠。虽然息肉本身是良性的，但一些特定类型的息肉已被证实可以癌变。

大多数息肉并不引起临床症状，常在做肠镜及X线检查时偶然发现。不过有些息肉可引起出血、分泌黏液、肠功能改变，少数甚至会引起腹痛。

诊断结/直肠息肉的方法包括直接观察肠腔（结肠镜）或X线检查（钡灌肠）。

目前建议切除所有息肉。大多数息肉可以通过内镜下钢丝套圈摘除。小息肉可以用电凝设备摘除。息肉完全摘除后很少复发。但是，产生息肉的原因仍然存在。30%以上有息肉病史的人会有新发息肉。患者应该定期体检，最好由接受过结/直肠疾病治疗培训的医师进行。

分析息肉的实质，息肉其实分为肿瘤性和非肿瘤性，肿瘤性息肉多指腺瘤，特别是家族性腺瘤性息肉病，如果家族中一个人确诊，其他成员应进行相关检查并尽早治疗，以防癌变。但腺瘤发展到癌一般需要5～20年，而且癌变概率与腺瘤大小、数目、病理类型、部位，以及患者年龄和性别相关。非肿瘤性息肉则指炎性息肉、增生性息肉等，基本不会发生癌变，但也要尽早切除。

结/直肠癌病因及危险因素

1. 饮食因素：如高脂肪低纤维饮食；动物蛋白、食物中亚硝胺及其衍生物含量高；摄入过多的酒精、油炸类食品；维生素A、C、E及微量元素硒缺乏等。在大肠癌发病中饮食被认为是极为重要的因素。在美国，20世纪50年代起倡导改变饮食习惯导致大肠癌发病趋势下降同样证实了这一点。

2. 大肠的某些良性病变：如慢性溃疡性结肠炎、大肠腺瘤、家族性结肠腺瘤病、血吸虫病、大肠息肉等。患慢性溃疡性结肠炎超过10年者发生结肠癌的风险较一般人群高数倍。大肠息肉患者发生大肠癌的相对风险度是无息肉者的 22 倍。

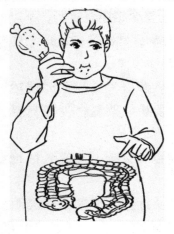

3. 遗传因素：据估计约 20% 的大肠癌患者中遗传因素可能起重要作用，如家族性腺瘤性息肉病、遗传性非息肉病性结/直肠癌是最常见的遗传性大肠癌。研究发现，大肠癌患者的子女患大肠癌的危险比一般人群高 2～4 倍，约 10%～15% 的大肠癌发生在一级亲属中有大肠癌病史的人群中。

4. 职业因素与卫生习惯：缺少体力活动可增加患结肠癌的风险。但一般不认为大肠癌是一种职业病。

 如何预防结/直肠癌？

在结/直肠癌众多的致病因素中，我们能够改变的是饮食习惯，经济发达地区结/直肠癌的发病率高，这主要与他们的膳食结构有关，即所谓"西方文化饮食"。这种饮食为高动物蛋白、高脂肪膳食，饮食过于精细，如牛肉、少纤维素及精制米面。这主要是因为食物中的脂肪及其分解产物，可能有致癌或协同致癌作用。摄入的纤维素过少可使粪便量减少，并使粪便通过肠道时间明显延长，致粪便中协同致癌物浓度升高，与结肠黏膜接触的时间明显延长，致癌物质与结肠黏膜长期接触，就可能导致癌变。因此，我们提倡多吃含纤维素多的蔬菜、水果，如菠菜、芹菜、水果等，以保持粪便通畅，减少粪便中致癌物与结肠黏膜的接触时间，减少食物中的脂肪和动物蛋白的摄入，可减少其分解产物的致癌物产生及致癌作用，以减少结肠癌发病的潜在危险。

如果您的饮食结构正好是肉类等高脂肪食物摄入过多，很少进食谷物、蔬菜等粗纤维食物，再加上很少运动，绝对属于大肠癌的易感人群。

便秘虽然与肠癌没有直接关系，但可起到推波助澜的作用。因为粪便中含有一种致癌物，医学上称为"二级胆酸"，而便秘者肠腔中的"二级胆酸"较多，如果长期不断刺激黏膜，很有可能诱发肠癌。因此，养成定期排便的习惯，防止便秘发生，可起到预防肠癌的效果。

特别要强调养成清晨定期排便的习惯，即便是早上没有便意也要去一次厕所，之后会慢慢形成条件反射。之所以选在清晨排便，原因是经过一夜休息后，起床后的体位改变，使肠道由原来的平躺状态改为直立状态时，结肠蠕动加快，此时是排便的最佳时间，也最容易排便。如果拖延或不在乎排便信号，久而久之以后想去厕所都没有信号了，导致便秘形成，而存留一夜的宿便不仅会释放毒素，还会重复吸收肠道水分，使粪块变得更为干硬，延长粪便在肠道停留的时间，进而诱发炎性反应、坏死，最终可能导致癌变。

 ## 结／直肠癌有哪些早期表现?

早期大肠癌常无症状，随着肿瘤的增大与并发症的发生才出现症状。据国内资料，大肠癌患者首诊主诉症状以便血最多（占 48.6%），尤其是直肠癌患者；其次为腹痛（占 21.8%），以结肠癌患者为多。

1. 便血　是结肠癌最早和最常见的表现。轻者仅表现为大便潜血试验阳性，重者可表现有黏液血便、黏液脓血便或鲜血便，常被误诊为痢疾或痔疮出血而贻误了确诊时机。由于癌所在部位的不同，出血量和性状各不相同，长期出血可产生继发性贫血。

2. 腹痛　部分患者以定位不确切的持续性隐痛为首发或突出症状，部分患者仅有腹部不适或腹胀感。当大肠癌合并糜烂、梗阻或继发感染时，由于相应的肠段蠕动增加和痉挛，可出现明显的腹部绞痛。

3. 排便习惯改变　多为排便次数或粪便性状改变，部分患者以腹泻为首发及主要症状，或出现便秘，或腹泻、便秘交替出现。粪便性状可为黏液血便、黏液脓血便或稀便。有些人还伴有里急后重感，尤其是发生于青年人时。如果没有其他原因（包括旅行、生活环境变化及服用土霉素等）而常常发生便秘、腹泻等肠功能紊乱，且正规治疗两周以上仍无效时，应引起注意，可能是大肠癌的早期征兆。

4. 贫血　男性患者，尤其是无其他原因的失血，亦无肠寄生虫病的人，如发现进行性缺铁性贫血，应想到有胃癌或大肠癌的可能。

九　结/直肠癌进一步发展后有哪些表现？

1. 胃肠道功能紊乱　食欲减退、腹部不适、饱胀、便秘、腹泻、或腹泻与便秘交替出现等。

2. 肠梗阻症状　一般为大肠癌晚期症状，多表现为低位不完全肠梗阻，主要有腹痛、便秘、腹胀、呕吐、肠蠕动亢进，有时可见到肠型。完全梗阻时症状加剧。

3. 粪便性状改变　便血为结肠癌的主要症状。有时表现为顽固性便秘，粪便形状变细，由大肠远端癌引起肠腔狭窄所致。也可表现为腹泻、糊状便等。

4. 腹块　多见于右腹，是升结肠癌的表现之一，提示已近晚期。多为癌本身，但亦可由肿瘤腹腔内转移或炎性浸润所引起，时隐时现的包块常提示肠道有不完全梗阻。

5. 全身症状　患者可有不同程度的贫血、低热、进行性消瘦、黄疸、腹水、恶病质等。

6. 其他症状　合并感染可引起畏寒、发热；穿孔可引起弥漫性或局限性腹膜炎；侵及泌尿系统可引起泌尿系统相关的症状。晚期可出现肝大、黄疸、腹水、左锁骨上淋巴结肿大以及其他器官转移的特有症状。

晚期结/直肠癌还有可能出现各种并发症，包括肠梗阻、肠出血或穿孔、化脓性腹膜炎、结肠周围脓肿、直肠膀胱瘘等。

十　便常规——最简单有效的筛癌方法

检查肠癌的方法有很多种，如粪便检查、直肠指诊、肠镜检查等。但对于健康人来说，最简单而有效的方法就是做粪便潜血化验，也就是体检中的"便常规"，这个检查，是看你的粪便中有没有肉眼看不到的出血，如果有，可能是异常的情况，需要进一步检查。然而，这个检查项目却被很多人放弃，从而延误了早期发现肠癌的机会。如果已有便血、排便习惯改变、持续腹泻、便秘等症状应去医院接受肠镜等其他检查。

 什么样的人要进行结／直肠癌体检？

一般的普通人群 40 岁后可每年进行肛门指诊及便潜血检查。50 岁后每 5 年进行一次乙状结肠镜检查，或每 5～10 年进行钡剂灌肠检查结合结肠镜检查。但 30～40 岁以上有消化道症状者、大城市的中老年人、有大肠癌家族史者或膳食结构不平衡的白领人群都属于大肠癌高危人群。建议高危人群从 40 岁起，每 3～5 年接受一次肠镜检查。下面是高危人群的初筛措施。

 大肠癌的普查及初筛

面对快速上升的发病率，我国临床早期肠癌诊断率始终徘徊在 5%～10%，超过 80% 的患者确诊时已是中、晚期，错过了最佳治疗时期。事实上，大肠癌如能早期发现和治疗，术后 5 年生存率可达 80% 以上。因此，开展大肠癌的早查、早治有着非常重要的现实意义。普查是指用一项或多项检查来确认无症状人群是否患有结／直肠癌或癌前病变。初筛是指对既往有结／直肠癌病史者或高危人群进行检查。这些人由于患癌的风险高，因此推荐更进一步及更频繁的检查。

还有一种简便易行但非常行之有效的方法经常被医生和患者忽略，那就是肛门指诊（见图 11-2）。肛门指诊就是医生将一个手指伸进患者的肛门进行检查。直肠癌误诊率之所以那么高，其主要原因是对肛门指诊的不够重视。一方面患者觉得不好意思进行这种检查，另一方面医生因为依赖先进设备，而忽略了这种最简单的检查。据统计，在结／直肠癌患者中，有 60%～70% 是直肠癌，而直肠癌患者中，有 60%～70% 是中低位直肠癌。也就是说，通过肛门指诊，可能有近一半的大肠癌患者可以被早期发现。

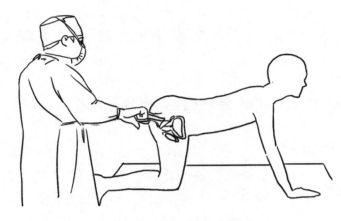

图 11-2　肛门指诊示意图

十三　如何诊断结/直肠癌？

结肠镜检查是确诊结/直肠癌的有效方法，结肠镜检查可以安全、有效地观测到整个结肠及直肠的黏膜面（见图 11-3）。一般情况下，结肠镜检查没有明显的痛苦和不适，可在门诊进行。

结肠镜

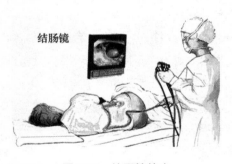

图 11-3　结肠镜检查

　　钡剂灌肠及 X 线检查可像结肠镜一样较好地检查出较大的肿瘤，但无法精确检查出小的肿瘤或息肉，并且无法取得肿瘤的组织标本。

十四　结/直肠癌的治疗

　　结/直肠癌的治疗方法主要取决于肿瘤的大小、位置、病变程度及患者的健康状况。通常会采用肿瘤外科、消化内科、肿瘤内科和放射科的医生一起会诊商讨制定的治疗方案。结/直肠癌的治疗是以手术为主的综合治疗方式，切除肿瘤是治疗结/直肠癌的最常用、最有效的方法。切除病变组织的同时，结肠或直肠癌肿两侧的一些正常肠管及周边的淋巴结也一并被切除。结/直肠癌手术后要根据病理分期，也就是早期、中期或晚期来决定是否进行其他辅助治疗。对于中、晚期的患者，术后可以选择化疗、放疗、中医中药治疗、免疫治疗等。

十五　结/直肠癌的手术治疗

结/直肠癌手术的原则是：在根治的前提下尽量保护盆腔自主神经，保存患者的性功能、排尿功能和排便功能，提高生存质量。

右半结肠切除术适用于盲肠、升结肠及结肠肝曲部的癌肿。切除范围包括回肠末端 15～20 cm、盲肠、升结肠及横结肠的右半部分，连同所属系膜及淋巴结。切除后做回、结肠端端吻合或端侧吻合（缝闭结肠断端）。

左半结肠切除术适用于降结肠、结肠脾曲部癌肿。切除范围包括横结肠左半、降结肠、部分或全部乙状结肠，连同所属系膜及淋巴结。切除后结肠与结肠或结肠与直肠端端吻合。

横结肠切除术适用于横结肠肿瘤。切除范围包括横结肠及其肝曲、脾曲。切除后作升、降结肠端端吻合。若吻合张力过大，可加做右半结肠切除，作回、结肠吻合。

乙状结肠癌肿的根治切除，除切除乙状结肠外，或做降结肠切除或部分直肠切除，然后做结肠与结肠吻合或结肠、直肠吻合，重新恢复肠道通畅。

直肠癌根治术切除全部的直肠，根据肿瘤在直肠内位置的不同，或进行肠管吻合，或一并切除肛门，进行结肠造口术。

对于不能进行根治术的患者，或因肿瘤较大与周围组织、脏器固定不能切除，或因肠管已有梗阻或很快可能出现梗阻，可采用肿瘤远侧与近侧肠管吻合的短路手术，也可作结肠造口术。

 腹腔镜结/直肠癌手术

自从 1985 年施行了世界首例人腹腔镜胆囊切除术，腹腔镜技术已经被广泛用于外科的各个领域，包括腹腔镜下阑尾切除术、脾切除术、肾切除术等。1991 年，进行了腹腔镜下的结肠良性病变切除术。但结肠癌是否能够通过腹腔镜技术进行手术治疗，一直以来是个争议性的话题。直到 2000 年后，通过一系列的研究认为腹腔镜不仅可以根治性切除结肠癌，而且与传统的开腹手术在肿瘤的根治性、远期疗效等方面没有差别。同时，腹腔镜手术较开腹手术对患者的手术打击更小，创伤更小，恢复更快。因此，腹腔镜结肠癌手术才得以广泛应用。

 结/直肠癌的造口手术

造口的意思是通过手术把一个人体内部器官与人体表面相连接。根据器官的不同，造口有不同的名称。肠道手术中最常见的造口是回肠造口（把小肠与皮肤连接）和结肠造口（结肠与皮肤连接）。

在结/直肠癌的手术中经常会遇到造口手术，其中最常见的就是直肠癌，由于癌肿的位置较低，无法保留正常的肛门，只能将癌肿连同肛门一并切除，癌肿近端的结肠进行永久性造口，以解决术后排便问题。

造口后，患者需佩戴特殊的造口袋，以收容、接纳、储存粪便。因此当接受肠造口术后，手术医师或造口护士（专门负责造口护理的护师）会指导如何应用及佩戴造口袋。造口袋原料是特殊的塑料，通过黏附性敷料固定于皮肤上。造口袋有不同的型号及尺寸。造口袋可任意使用，可根据需要更换或排空。造口袋很安全，一般不会出问题并且不会有异味。每人造口的排便次数不尽相同，与造口类型、饮食及术前排便习惯有关。

造口术后患者的身体和心理都会受到很大的影响，但患者日常活动是不受限的，可以在造口的情况下正常生活，甚至包括剧烈体育运动。

 结/直肠癌的化疗

化疗是一种全身疗法，就是用抗癌药物杀死癌细胞的治疗方法，化疗可用于杀死手术后残留在体内的癌细胞，控制肿瘤生长，或减轻癌症带来的症状。结肠癌约半数患者在术后出现转移和复发，除部分早期患者外，晚期和手术切除后的患者均需接受化疗。化疗在结肠癌综合治疗中是继外科治疗后又一重要治疗措施。结肠癌化疗方案主要以 5-氟尿嘧啶为基础，化疗药物可以选择静脉或口服。结肠癌口服化疗药主要指氟嘧啶类前体药物，吸收后通过 1 次或多次代谢转变为 5-氟尿嘧啶，发挥抗癌作用。口服化疗药在临床应用中疗效高、不良反应少，给药方便，可门诊治疗，适用于老年癌症患者和家庭化疗，成为结肠癌化疗的一个新趋势。

 结/直肠癌的放射治疗

放射治疗（放疗）是用高能量 X 射线杀死癌细胞的方法，是局部疗法，只会影响治疗区域的癌细胞，多用于癌细胞在直肠的患者。

目前对于较大的直肠癌，通常先进行放射治疗，用放射线杀伤肿瘤细胞，这样可以让肿瘤明显缩小，消灭肿瘤周围的微转移灶，提高手术的切除率。特别要指出的是，由于直肠直接与肛门相接，如果肿瘤非常大，手术常需要将肛门一并切除，也就是通常所说的要做肠道改道手术（即把结肠从腹部引出体外形成永久性肠造口）。而术前放疗使肿瘤缩小后，有可能使更多的患者在手术中保留肛门，提高了手术后的生活质量，免去了肠改道手术。术前放疗经过一段时间后，使放疗的作用达到最大，副作用降到最小，再进行手术切除。

很多人认为只有手术才是治疗癌症的唯一方法，认为术前的治疗都是耽误时间，而急不可耐的要求手术。这种观点应该改变了，现在针对肿瘤采取的是综合治疗措施，术前治疗能够为手术提供更好的条件，达到最佳疗效。

 结/直肠癌的中医药治疗

中药能调节机体免疫力，使术后患者的免疫功能得到恢复、增强，与化疗有协同增效和减毒作用，对化疗引起的消化道反应、造血功能抑制等有保护作用。对结肠癌术后患者，中医一般采取益气健脾、清热解毒疗法，根据辨证结果，还可结合通络散结法，具体用药因人而异，根据不同病期、不同体质、不同证型等情况，进行个体化治疗。

 结/直肠癌的免疫治疗

免疫治疗意在通过提高患者的免疫力，达到提高抗肿瘤的能力，近年来发展很快。诸如干扰素、白细胞介素、转移因子、肿瘤坏死因子等，已逐渐广泛应用，不但可以提高患者的免疫力、而且可以配合化疗的进行。

二十二 如何预防结/直肠癌复发和转移？

随着医学的进步，结/直肠癌已经是可防、可治的疾病了。很多患者通过正规的手术和术后辅助治疗可以完全治愈结/直肠癌。但几乎所有结/直肠癌患者即便经过了多种治疗，仍感觉头上悬着复发和转移这样一把利刃，似乎随时可能落下。如何预防结/直肠癌的复发和转移便成了一个关键问题。

我们知道结/直肠癌的复发和转移是多因素、多步骤的累积作用过程，相关的危险因素与保护因素也是多方面的，因而结/直肠癌术后的预防也是多角度的。

1. 健康快乐的生活方式　"癌症是不治之症"的观念已经过时，对待结/直肠癌甚至其他各种癌症，都应该保持乐观向上的积极的人生态度。经过科学的、正规的综合治疗之后，不应该再一味的惧怕，如果每日生活在沉重的思想负担之下，只能导致身体更加虚弱无力。

2. 科学合理的饮食结构　结/直肠癌与饮食习惯有很密切的关系，因此，结/直肠癌治疗后，应养成合理的、科学的饮食习惯，从而预防结/直肠癌复发。应控制每日热量总摄入量，限制高脂肪、高蛋白类食物的摄入量，更多的进食新鲜蔬菜、水果和谷物，从而减轻结/直肠的负担，保持粪便通畅。戒烟、限酒、避免进食各种刺激性食物。

3. 结/直肠癌治疗后随访　结/直肠癌治疗后的定期复查是十分重要的。手术、化疗和放疗是结/直肠癌最有效的治疗方式。即使所有可见的肿瘤都已被清除，肿瘤细胞仍然可能在身体的其他部位出现。当这些肿瘤很小的时候，常无法被检测到。但他们稍后即开始增殖，肿瘤复发的机会取决于原发肿瘤的特性及必要情况下所作的化疗或其他后续治疗的效果。获得早期诊断的复发或转移患者，可能从进一步手术或其他治疗中受益。术后随访的另一个理由是可以寻找新的结/直肠息肉。因为约五分之一的结肠癌患者治疗后会长出新的息肉，在这些息肉恶变之前检测和切除它们是非常重要的。

绝大多数的恶性肿瘤复发可在术后两年之内被检测到。因此，这段时期的随访是最频繁的。5年之后，几乎所有可能复发的肿瘤已经复发，5年以上的随访首要目标是检测新的息肉，可以不必非常频繁。所以我们主张在术后二年内每三个月至半年进行一次复查，内容包括体格检查、血液CEA检查、胸片检查、CT扫描或超声检查，每年进行一次肠镜检查。

4. 化学预防　近年来，专家研究发现，抗氧化剂维生素A、维生素C、维生素D、维生素E和矿物质矽、铁、锌等微量元素以及非甾体抗炎药等，可预防结/直肠癌的发生，食物中胡萝卜素、番茄红素、叶酸含有多种抗氧化物质。另外一些药物也可以预防或减少结/直肠息肉的发生，从而预防结/直肠癌复发和转移。

结/直肠癌患者在治疗后，一方面应采取健康的生活方式，戒烟、限酒、合理膳食、适量运动、心情愉快，不断提高健康素质，摒弃不良习惯；另一方面应定期到医院进行体格检查，早期发现复发或转移病灶并进行相应的治疗。这样才能获得更好的治疗效果。

 结/直肠癌的转移途径

结/直肠癌具有恶性肿瘤的特性，即容易复发和转移，多通过肠周围淋巴转移，淋巴转移有规律可循，一般依下列顺序由近至远扩散，但也有不依顺序的跨越性转移。淋巴转移通常先转移到结肠旁淋巴结，其后到系膜淋巴结，最后到系膜根部淋巴结，位于结肠系膜根部。肿瘤越大，侵入肠壁越深，淋巴转移的概率越大。

结/直肠癌血行转移通常是癌细胞或癌栓沿门静脉系统先到达肝，后到肺、脑、骨等其他组织脏器。血行转移一般是癌肿侵犯至毛细血管小静脉内，但也有因体检时按压瘤块、手术时挤压瘤体所致，甚至梗阻时的强烈蠕动皆可促使癌细胞进入血液。因此结/直肠癌的远处转移主要是肝。

此外，结/直肠癌还能通过浸润和种植的方式转移，癌肿可直接浸润周围组织与脏器。癌细胞脱落在肠腔内，可种植到别处黏膜上；脱落在腹腔内，可种植在腹膜上。转移灶呈结节状或粟粒状，白色或灰白色，质硬。播散全腹腔者，可引起癌性腹膜炎、出现腹水等。

二十四 结/直肠癌转移的治疗

结/直肠癌最容易出现转移的部位是肝，约 50% 的患者会发生术前或术后肝转移。约 30% 的患者在手术前已有 B 超或 CT 检查无法检测到的隐匿性肝转移。结/直肠癌肝转移灶切除术是安全的，而且是目前有可能提高已经转移患者长期生存率的治疗方法。但只有很少的一部分患者（10%～20%）适合手术切除，而目前认为，即使初始不适合手术切除的患者，经过积极的化疗等治疗后也可能再进行手术切除。因此，如何提高结/直肠癌肝转移患者的手术切除率成为各国医学专家的研究热点。手术治疗在结/直肠癌的治疗中目前仍占主导地位，治疗可根据患者的身体状况、肿瘤的病理类型、侵犯范围和发展趋势，有计划地合理地应用现有治疗手段，从而提高治愈率和生活质量。

总之，结/直肠癌患者出现肝转移或已经行肝转移灶切除术的患者再次出现肝转移，并非不治之症。患者及其家属不应放弃治疗，应及早就诊，在外科医生的指导下，采取正确的治疗方法，尽可能手术切除肝转移病灶。

结/直肠癌会传染吗?

结/直肠癌是不会传染的。因为癌细胞本身没有传染性，和癌症患者接触，照顾癌症患者不会被传染。

二十六 结/直肠癌患者的饮食

结肠的主要生理功能是吸收水分和储存食物残渣，形成粪便，结肠黏膜的腺体能分泌浓稠的黏液，这种黏液呈碱性，可中和粪便的发酵产物。当结肠有癌肿时，生理功能受到了破坏，排便功能及全身情况都受到了影响，可出现腹泻、排便困难、全身消瘦等症状。如果饮食中仍不注意，进食一些不易消化的食物，以及促癌食品，便会加重结肠癌的进展，使全身衰竭。结肠癌患者，一定要注意日常饮食。研究证明，高脂肪膳食会促进肠道肿瘤的发生，尤其是多不饱和脂肪酸，虽能降低血脂，但有促癌发生的作用。胆固醇本身并不致癌，但与胆石酸同时反应，有促癌作用，说明胆石酸是促癌因素。因此，结肠癌患者，不要进食过多脂肪，脂肪总量应占总热能 30％ 以下，动、植物油比例要适当。也就是说，在一天的膳食中，包括食物本身的油脂量，加上烹调中用油，每日脂肪摄入量要在 50 克以下。膳食中应注意多进食纤维丰富的蔬菜，如芹菜、韭菜、白菜、萝卜等绿叶蔬菜，膳食纤维丰富的蔬菜可刺激肠蠕动，增加排便次数，从粪便中带走致癌和有毒物质。如果结肠癌向肠腔凸起，肠腔变窄时，就要控制膳食纤维的摄入，因为摄入过多的膳食纤维会造成肠梗阻。此时应给予易消化、细软的半流质食品，如小米粥、浓藕粉汤、大米汤、粥、玉米面粥、蛋羹、豆腐脑等，这些食品能够减少对肠道的刺激、较顺利的通过肠腔、防止肠梗阻的发生。

结肠癌术后患者，应与其他胃肠道手术患者一样，应遵医嘱给予饮食，饮食要以稀软食物开始到体内逐步适应后再增加其他饮食。应注意不要进食过多的油脂，要合理搭配糖、脂肪、蛋白质、矿物质、维生素等食物，每天都要有谷类、瘦肉、鱼、蛋、乳类、各类蔬菜及豆制品，每一种食物的量不要过多。这样才能补充体内所需的各种营养。

晚期肠癌患者由于肿瘤恶性生长侵入肠道内造成肠腔狭窄，不同程度的阻塞排便，并减少对食物的容纳。这时应注意给予患者营养丰富、少粗纤维的食物，如蛋类、瘦肉、豆制品、细粮和嫩叶蔬菜等。并嘱患者多喝蜂蜜水，多进食香蕉、鸭梨等，其中以蜂蜜通便效果最佳。

肠癌患者禁食辛辣食物，辣椒、胡椒等食物对肛门有刺激作用，一定不能吃。

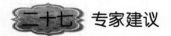 **专家建议**

1. 注意日常饮食习惯。

2. 经常留意自己的排便习惯和粪便性状。

3. 定期体检时不要拒绝肛门指诊检查。

4. 定期进行便潜血检查，国外有研究表明，在人群中每年进行一次便潜血检查就可降低大肠癌的年死亡率。

5. 40 岁后应行肠镜检查。

6. 早发现、早治疗才能提高结/直肠癌的治愈率。

（顾　晋　李　明）

预防结直肠癌小贴士

1. 留心自己排便习惯和粪便性状。

2. 定期进行大便潜血的检查。

3. 体检时不要逃避肛门指诊。

4. 40 岁后应进行肠镜检查。

第十二章

胃肠间质瘤

一个陌生肿瘤的来信——胃肠间质瘤的自白。
——北京大学肿瘤医院消化肿瘤内科主任
沈琳教授为你解读胃肠间质瘤

 什么是胃肠间质瘤？

173 ●

胃肠间质瘤到底是一种什么样的肿瘤？它是我们常说的癌吗？对于绝大多数人而言，这是个陌生的名字，在认识它之前，让我们简单介绍一下肿瘤的分类。根据良、恶性分类，肿瘤分为良性肿瘤和恶性肿瘤，来源于上皮细胞的恶性肿瘤称为癌，而来源于间叶组织的恶性肿瘤称为肉瘤，胃肠间质瘤就是肉瘤中的一种，即它属于恶性肿瘤，但不称为癌。它的英文全称为 gastrointestinal stromal tumor，简写为GIST。胃肠间质瘤可以发生在从食管至直肠的全消化道，其中，来源于胃的 GIST 最常见，其次是小肠，也有部分 GIST 来源于腹膜或肠系膜。

 胃肠间质瘤的发病率高吗？

GIST 的高发年龄在 50～60 岁，与多数恶性肿瘤一样，GIST 的发病也逐渐呈现年轻化的趋势，从性别比例看，男性患者相对多一些。

对于其发病率，我们可以说不高，但也可以说高，为什么这样讲呢？这是由于我们针对的是两类不同的胃肠间质瘤而言，下面我们分别介绍。

合并临床症状或需要临床治疗的 GIST，大多直径大于 1 厘米，这类 GIST 的发病率被认为是（10～20）/100 万，东西方国家之间的发病率无明显差异。我们国家还缺乏准确的统计数字，不过，据估计，我国每年新发 GIST 病例数在 20 000～30 000。近些年，世界上很多国家关于 GIST 的发病率的统计数字均呈现不同程度的上升趋势，是因为它的发病率的确在升高吗？不！更多的人认为，其之所以升高，是因为我们对 GIST 的认识、诊断水平提高了，使得更多的 GIST 被准确地诊断出来，而非 GIST 发病率的真正升高。

表 12-1　不同国家与地区 GIST 的发病率

国家或地区	发病率（/百万）
美国	6.8
瑞典	14.5
西班牙	10.9
荷兰	12.7
冰岛	11
台湾	13.7
香港	16.8～19.6
中国	20 000～30 000　新发病例/年

临床上还有一种特殊类型的 GIST，其直径小于 1 厘米，我们称之为小 GIST，也叫 micro-GIST。它的发病率较高，尽管没有最终的统计数据，但来源于日本的一项研究结果显示，100 例接受胃切除的胃癌患者中，在 35％的胃切除标本中发现了一个或更多的小 GIST，这说明小 GIST 还是非常常见的。但是大家不要过于担心，小 GIST 的生物学行为与我们常说的 GIST 是有很大区别的，我们在后面会有进一步介绍。

胃肠间质瘤为什么会被误诊为平滑肌瘤或平滑肌肉瘤？

很多 GIST 患者，尤其是病史超过 10 年的患者，都有过初次就诊被诊断为平滑肌瘤或平滑肌肉瘤，而近年再次复诊却被诊断为 GIST 的经历，这是为什么呢？我们首先要说的是，这并不怪当初做出诊断的医生，因为单纯从外貌来讲，胃肠间质瘤与平滑肌瘤和平滑肌肉瘤长得太像了，以至于很难用肉眼来进行鉴别。但它们彼此之间又不是兄弟，甚至没有任何血缘关系。在这里，我们要感谢一位日本的学者及其研究团队，他的名字叫 Hirota。Hirota 教授与他的团队在 1998 年找到了诊断 GIST 最有效的标志，才使得大家真正把这几个外貌很相似的肿瘤区分开来。您是否看到在患者的病理诊断报告中有很多英文字母？我猜想多数人是不知道它们的含义的，但没有关系，您只要找出其中一个叫做 "CD117" 的指标就可以了，它在超过 95% 的 GIST 中呈阳性表达（用＋表示），而在绝大多数平滑肌瘤和平滑肌肉瘤中呈阴性表达（用－表示），这就是 Hirota 教授的贡献。

175 ●

 胃肠间质瘤都是恶性的吗？

我们前面把 GIST 归属于肉瘤中的一种，即说明了其应该属于恶性肿瘤。但专家彼此也会"打架"，一些病理学家认为把 GIST 都当做"坏人"是不对的，其中也有"好人"，即 GIST 应该是有良、恶性之分的。争吵了很久之后，总要有个结论吧？这时候，一位来自美国的病理学家 Flecher 教授说出了自己的看法：所有 GIST 都是有恶性潜能的，但其并不相同，有的手术后容易复发，有的不容易复发。那么我们按照这个复发的风险把 GIST 分个等级吧，即极低度、低度、中度、高度。大家都觉得他说得有道理，从此，这个分级方法一直沿用至今。

那么哪些部位的 GIST 容易复发呢？一般来说，来源于小肠的 GIST 最容易复发，来源于食管的 GIST 最不容易复发。

还记得我们说过的小 GIST 吗？多数小 GIST 都是"好人"，它们甚至终生不再长大，更不会发生转移，但如果小 GIST 合并溃疡、出血或短期内快速增长，表明它可能"学坏"了，需要赶快进行临床治疗。

 如何早期发现胃肠间质瘤？其常见的临床症状是什么？

我们怎么能早期发现 GIST，并尽快开始治疗呢？说实话，有点困难。因为，在 GIST 发生早期，绝大多数患者没有明显的临床症状，有些患者甚至没有任何不舒服；一旦患者出现自觉症状，如腹胀、腹痛时，往往肿瘤已经生长得较大，甚至直径超过 20～30 厘米，有些患者甚至是因为自己摸到腹、盆腔包块而就诊；部分患者常见的初发症状可能为黑便、呕血或腹痛；也有一些患者无任何症状，仅在体检时发现腹腔里长了个"东西"而去看病才发现。因此，GIST 不易早期发现，常规体检，特别是超声检查对于早期发现 GIST 是比较重要的。另一方面，部分患者由于其他胃肠疾病而行胃镜或肠镜检查时，如发现同时合并有小 GIST，不要忽视它，记得定期复查随访。

 如何诊断胃肠间质瘤？

与绝大多数恶性肿瘤相同，GIST 的诊断也是要依赖病理学诊断，也就是说需要取一些组织样本，在显微镜下观察是否存在 GIST。对于接受手术的患者来说，对手术切除后的肿瘤标本进行详细的病理学检查是必要的，也是最准确的。但是，对于无法进行手术的患者，想要知道这个肿瘤到底是不是 GIST，只能靠穿刺活检取肿瘤样本进行病理学检查。很多患者及家属一听到活检就会很担心：穿刺？会不会刺激肿瘤长得更快？通常情况下，目前的活检技术对肿瘤本身刺激很小，很安全，一般不会造成肿瘤播散。但是，我们也要承认，GIST 的活检相对于其他实体瘤的活检，还是存在一种特殊风险的。由于 GIST 组织很脆，不合理的穿刺活检可能增加肿瘤破裂的风险。那么如何增加活检成功率并最大限度地规避 GIST 破裂风险呢？目前认为，对于来源于食管、胃、直肠的 GIST，在超声内镜引导下，进行透壁穿刺活检是安全的，GIST 肝转移病灶在超声引导下穿刺活检也是相对安全的。我们建议所有穿刺活检，尽可能在有经验的医院与科室进行，以避免增加肿瘤破裂的风险。

手术或活检后的标本送至病理科，如何完成 GIST 的诊断呢？首先，病理科医生会在显微镜下进行仔细观察，看看它长得到底像不像 GIST；其次，还记得我们前面提到的日本学者 Hirota 的贡献吗？对，就是 CD117，如果是阳性的话，就可以明确诊断为 GIST 了。那如果 CD117 是阴性的怎么办呢？我们还有一项技术，叫做"基因突变分析"，听起来是不是有点高深莫测？没关系，您一定听说过 DNA 吧？没错，基因突变分析就是检测肿瘤组织中是否存在一些特殊类型的 DNA 异常，如果有这种异常，即使 CD117 阴性，也可以诊断 GIST。这就是我们诊断 GIST 的全部过程，您是否明白了呢？

七 胃肠间质瘤治疗方法有哪些？

对于可完整切除的 GIST，手术仍旧是根治 GIST 的最重要手段，因此，存在根治的可能时，在患者身体条件允许的情况下，不要轻易放弃手术的机会。同时，针对 GIST 的手术通常不需要进行淋巴结清扫，因此，手术创伤往往小于胃癌或肠癌手术。曾经有一位 GIST 外科专家开玩笑说：手术切除一个胃的 GIST，感觉比做个阑尾炎手术还容易。当然这是个玩笑话，但从另一方面也说明了有些患者的手术难度与风险还是相对要小一些的。腹腔镜手术技术，由于创伤小、患者术后恢复快，很多人更愿意接受这种方式，但是，需要提醒大家，由于 GIST 质地较脆，手术中很容易破裂，因此，腹腔镜手术在我们国家是不作为常规推荐的，对于较小的 GIST，如需选择腹腔镜手术，最好在有经验的中心进行，以减少术中肿瘤破裂的风险。

提到恶性肿瘤的治疗，就很容易让大家想到化疗与放疗，但传统的化疗与放疗对 GIST 的有效率通常很低，现在已经不被推荐使用。那应该使用什么药物进行治疗呢？分子靶向药物治疗，一个很时髦的名字，靶向，就像打靶一样来治疗肿瘤，是不是听起来感觉更加有信心？

那我们以什么作为治疗 GIST 的靶点呢？我们又要感谢 Hirota 教授了，靶点仍旧是 CD117 幕后的元凶"c-kit 基因"。都有什么分子靶向药物呢？目前上市的药物有两种：伊马替尼（格列卫）、舒尼替尼（索坦）。别看只有两种药物，这两种药物治疗后，已经把患者的生存时间一下子延长了 2 倍。特别是伊马替尼一线治疗转移性 GIST，肿瘤总体控制率超过 80%，成为疗效最佳的分子靶向治疗药物，并被推荐为标准的一线治疗。在伊马替尼治疗失败后，继续给予舒尼替尼二线治疗，可以进一步控制肿瘤，并延长部分患者的总生存期。但是，药物嘛，总有不良反应，需要在专科医生指导下服用，合理治疗不良反应，在保证疗效的前提下，把不良反应降到最低。价格昂贵是这两种药物共同的缺点，由于需要长期应用，使得很多患者很难负担其费用。但好消息是，中华慈善总会、中国癌症基金会与诺华公司和辉瑞公司开展了相关的慈善项目，可在一定程度上减轻患者及家属的经济负担。除这两种药物外，全球还有十多种以治疗 GIST 为目标的分子靶向药物正在研究中，相信不久后的将来，会有越来越多的药物治疗 GIST。

 胃肠间质瘤可以预防吗？

疾病控制的最终目标不是治疗，而是预防。但就目前研究结果而言，预防 GIST 的发生存在很大困难，原因在于由于 GIST 研究时间相对较短，我们还不完全清楚 GIST 到底是怎么发生的，到底我们的饮食习惯、生活环境和 GIST 发病有没有关系，因此，在预防方面还需要我们的医生做更多的努力。

目前，在 GIST 预防方面，我们能采取的有效措施包括两方面：

第一，在发现食管、胃或直肠小 GIST 时，必须密切随访，一般建议每 6～12 个月复查胃镜或肠镜，如发现可能要"变坏了"，包括快速长大或合并溃疡、出血等异常改变时，应积极就诊，必要时施行手术切除病灶。

第二，接受肿瘤完整切除术后的 GIST 患者，需要在专科医生的指导下，根据我们前面提到的 GIST 复发风险分级，决定是否需要给予伊马替尼术后辅助治疗，以降低复发率。目前认为，中度复发风险患者，术后至少接受 1 年伊马替尼的治疗；高度复发风险患者，术后辅助治疗时间应延长至 3 年；而低度与极低度风险患者，术后就不需要治疗了。但是，所有患者，无论是否接受辅助治疗，术后均应定期复查，密切随访病情的变化，一旦肿瘤复发，也可早期发现，早期治疗，以求最佳的治疗效果。

（沈　琳　李　健）

第十三章

胰　腺　癌

> 乔布斯的离世敲响了胰腺癌的防治警钟——健康地活着，为世界创造更多可能。
>
> ——北京大学肿瘤医院肝胆胰外科主任
> 郝纯毅教授为你解读胰腺癌

 一　胰腺癌是怎样的一种疾病？

　　胰腺癌是原发于胰腺外分泌腺的恶性肿瘤，大家对胰腺癌的关注程度远远没有对乳腺癌、大肠癌那么高。但大家都知道胰腺癌是一种恶性程度很高的肿瘤，有一个数字很惊人：胰腺癌的发病率和死亡率的比值大概是 1:0.99。也就是说，大多数患胰腺癌的患者都难以治好。从世界范围来看，发达国家胰腺癌的发病率较高，如北美、欧洲、澳洲、新西兰等地胰腺癌的发病率远远高于东南亚、中南亚和非洲等地区。我国胰腺癌的发病率大概处于欧美发达国家和发展中国家之间的水平。虽然胰腺癌恶性程度很高，但胰腺癌的发病率并不高。恶性肿瘤的发病率是以每十万人口计算的。目前，我国每十万人里面，每年大概也就新发现四到六名胰腺癌患者。

　　虽然 1:0.99 这个数字很惊人，但大家也不必气馁。胰腺癌也有很多治疗方案可以选择。如果能够在早期发现和预防方面做得更好，将来这个数字还会改写。

 目前我国胰腺癌发病率如何？有地域上的区别吗？

我国地域宽广，幅员辽阔。由于地理环境、经济、文化等各方面的差异，不同城市和地区之间，胰腺癌的发病率存在差异。在城市地区，尤其是发达城市，胰腺癌的发病率偏高。根据我国各省市上报的资料，目前胰腺癌发病率最高的城市是上海。最低的可能在湖南地区（发病率约为 0.4/10 万～0.6/10 万）。上海自 20 世纪 70 年代起就开展了较为细致的癌症发病统计工作。70 年代上海市男性和女性的胰腺癌平均年发病率分别是 4.0/10 万和 3.1/10 万。1987—1989 年，上海市再次统计的结果显示，男性和女性胰腺癌的年发病率已分别上升至 6/10 万和 4/10 万。北京的统计工作比上海稍晚一些。20 世纪 80 年代，北京市的统计结果显示，胰腺癌发病率在男性和女性中分别为 4/10 万和 3/10 万，到了 90 年代，上升为 6/10 万和 4/10 万，至 2010 年，已达到 10/10 万和 8/10 万。尽管基数比较低，但上升的速度仍引起了我们的高度重视。

在一些生活水平较高的国家，如挪威，胰腺癌的发病率变化趋势已经持平，不再继续上升了。但我国目前面临环境污染、人口众多、饮食结构改变、工作压力大等诸多因素，导致恶性肿瘤的发病率仍然呈上升趋势，不仅是胰腺癌，其他恶性肿瘤也大多如此。

 胰腺癌都有什么临床表现？

恶性肿瘤有一个共同的特点：早期的临床表现不典型。对于胰腺癌来说，大多数患者的首发症状是上腹部不适。有些患者可能会出现消化不良、食欲减退，或一段时间内不明原因的体重下降。部分患者会出现疼痛，疼痛与否和肿瘤的位置有关系，多发生在腰背部。另外，部分患者会出现黄疸，多见于壶腹癌和胆管下段癌。胰腺癌一旦发生黄疸往往都不是早期了，但仍要尽快诊治。胰腺癌不仅没有典型的早期症状，即便到了中期，临床表现仍然不典型，还是腹痛、腰背部疼痛、上腹不适或消化不良，个别患者有黄疸。1990—2000 年，我国对八省两市十四家三甲医院的 2340 个胰腺癌患者的临床资料进行了统计分析。结果显示，胰腺癌的首发症状中，以黄疸和腹痛最为常见，其次是消瘦、上腹饱胀、腰背疼痛、乏力，个别患者还出现发热。

在结构上，胰腺可分为胰头、胰体和胰尾。胰头和胰体之间的部分称为胰颈。胰头的肿瘤由于靠近胆总管下段，更容易堵塞胆管，造成黄疸。胰腺体尾部的肿瘤靠近身体的左侧，邻近脾，很少引起黄疸。所以胰腺癌是一种发病很隐匿的癌症，即使没有黄疸也不能疏忽。

 胰腺癌的发病与哪些因素有关？哪些人更容易患胰腺癌？

科研工作者和临床医务人员对胰腺癌的病因学做了大量的研究。目前还没有发现与胰腺癌的发病有明确关系的危险因素或生活方式。即便如此，我们仍然找到了一些线索。比如很多人都担心患了糖尿病之后会不会患胰腺癌。虽然目前的医学研究还不足以明确二者的关系，但多数学者认为，胰腺癌早期可表现出糖尿病的症状。所以，一旦出现糖尿病症状，血糖反复增高，除了应筛查糖尿病外，还应警惕胰腺癌。

在慢性胰腺炎领域，争论也一直很激烈。部分患者患胰腺癌后早期表现和胰腺炎很像。如厌食、发热或消瘦。因此，出现胰腺炎的症状，也应到专科仔细检查，防止漏诊胰腺癌。

此外，哪些不良生活方式容易导致胰腺癌也是大家关心的问题。吸烟是目前唯一得到公认的危险因素。吸烟的量和胰腺癌的发病存在着密切的关系。有一个数据很有说服力：吸烟者患胰腺癌的风险是不吸烟者的 3 倍以上，老烟民中戒烟达 15 年以上者，胰腺癌的发病风险才能和不吸烟的人持平。所以，如果您目前还没戒烟，请立刻行动，尽早戒烟。

咖啡、酒和茶与胰腺癌的发病相关性目前还不明确，建议大家从健康的角度出发，限制饮酒量，少喝浓茶和咖啡。

饮食方面，应多吃蔬菜、水果和杂粮，避免高热量饮食（高糖类），十字花科的植物对预防胰腺癌有好处，如西兰花和卷心菜等。

注意合理的膳食，改变不健康的生活方式，对于预防胰腺癌还是大有希望的。

 五　遗传因素对胰腺癌有影响吗？

家族遗传性胰腺癌非常少见。真正的家庭遗传聚集现象，要在连续三代里面，有至少四五个以上，而且是同样的疾病才算。比如我们家族里面，爷爷、父亲和我这三辈都有患胰腺癌的，而且已经有五六个之多了，这样才算。临床上这样的家族非常罕见。由于计划生育，以后这样的家族会更加罕见。有这种问题的患者应到专科医院检测基因。

 六　胰腺癌的高危人群指的是哪一类人？

高危人群是流行病学调查及预防工作的重点。但目前胰腺癌高危人群的界定还没有达成共识。较为常见的标准是：50 岁以上，长期吸烟，高蛋白、高脂肪饮食习惯者。一旦出现如下情况，应该警惕：（1）出现胰腺癌的早期症状，如腰背部疼痛、消化不良，甚至出现黄疸；（2）没有糖尿病的高危因素如肥胖、糖尿病家族史等，最近却连续出现血糖增高，或反复发作胰腺炎，需要引起重视；（3）出现无法解释的快速体重下降（体重下降达 10％以上）。有上述问题的人群，往往被我们称为胰腺癌的高危人群，应到专科医院重点检查。

 七　低危人群和高危人群应该如何预防胰腺癌？

高危人群应更加关注自己的健康。至少要坚持每年一次的例行体检，如参加单位的职工体检或个人体检，全面、合理的体检可以筛查和早期发现某些疾病，包括胰腺癌。大家不要轻视体检，嫌麻烦或是担心花费，因为一旦发现问题，尤其是早期发现，不仅节省了癌症晚期时的巨额花费，更重要的是可以多挽回几年甚至几十年的生命。所以一旦出现腹胀、腹痛、发热，甚至有糖尿病、胰腺炎症状，包括体重迅速下降等，应该马上去医院做专科检查，包括影像科检查和肿瘤血清学检查等。此外，高危人群应努力戒掉不良生活习惯，改善生活质量，提倡健康的饮食习惯，辅以身体锻炼，能明显降低胰腺癌的发病风险。

健康人，没有家族病史，也没有遗传病和慢性病，该怎么办呢？其实很简单。上述几个风险，大家能避免尽量避免。比如，不要抽烟。既然抽烟与肺癌、胃癌、胰腺癌都相关，为什么不戒掉呢？不仅要戒，还要早戒。此外，坚持健康的生活方式，养成良好的饮食习惯，保持积极乐观的心态。如果这些都能做到，我们就离胰腺癌和其他各种恶性肿瘤又远了一步。

 哪项检查可以提示我们患了胰腺癌？

现在大多数体检中心，对 40 岁以上的人群增加了血清肿瘤标志物的检测。血清肿瘤标志物是血液中能够检测到的一类微量蛋白。多数情况下，只有癌细胞才分泌这种蛋白，大多数正常细胞不分泌。指标一旦高于正常上限，就可能是癌细胞在捣乱。但这些指标往往敏感性大于特异性。也就是说，容易受其他因素干扰。肿瘤标志物升高的患者未必是恶性肿瘤患者。体检时，如果某一个指标高，同时存在高危人群的特征，或出现了胰腺癌的早期症状，最好去专科医院排查一下。看看肿瘤标志物的升高有没有意义。必要时，需要影像学检查，如超声、CT、核磁等检查来帮助诊断，如果检查结果没有提示胰腺肿块，我们可以定期关注这些标志物的变化。如果持续升高，就应该警惕了，因为没有无缘无故的指标上升。胰腺癌常会引起如下肿瘤标志物水平的升高：CEA、CA199、CA242、CA125 等。

 胰腺癌最常见的转移部位有哪些？

胰腺癌之所以治疗效果差，主要原因是容易转移。有些胰腺癌患者，在超声、CT、核磁检查还看不清楚原发肿瘤病灶的时候就已经出现了转移。这和胰腺癌解剖位置隐匿以及它的结构有关系，而且胰腺癌恶性程度较高，胰腺周围的血液循环又非常丰富，癌细胞一旦脱离了原发病灶，很容易顺着毛细血管转移到远处的器官。胰腺癌最常见的三大转移目的地：第一是肝，第二是腹腔，第三是肺。肝为什么会成为胰腺癌的首要转移目的地呢？因为门静脉汇集肠道的血液，输送到肝，而胰腺癌很容易侵犯门静脉的属支甚至主干。癌细胞一旦进入门静脉系统，就很容易随血液转移到肝。肝营养丰富、血流缓慢，是一个非常好的栖息地，很适合肿瘤生长。

胰腺癌可以侵犯甚至穿透腹膜，癌细胞像花粉一般散落到腹膜腔，形成种植转移。种植转移的范围可以很广泛，在女性中可以转移到子宫后面，在男性中可转移到直肠周围。肺和肝相似，血流缓慢，养分很多，也很适合肿瘤生长。

胰腺癌一旦发生肝转移、肺转移或种植转移，各种治疗的效果就将大打折扣。治疗手段也就捉襟见肘了。而且由于胰腺癌太容易转移，所以即便一期能够切除，预后也难以和乳腺癌或胃肠道其他恶性肿瘤相比。

185 ●

 ## 目前治疗胰腺癌的主要方法是什么？

尽管胰腺癌的病死率高，疗效差，但近年来在其治疗领域的进展还是非常可观的。在我国，经济发达城市治疗胰腺癌的水平已经慢慢接近发达国家水平。尽管确诊胰腺癌时，可手术治疗的患者比例并不高，但迄今为止，外科手术仍然是最有可能为胰腺癌带来治愈希望的治疗手段。但只有外科治疗是不够的。胰腺癌容易发生转移，全身治疗必不可少。近年来，肿瘤内科在胰腺癌的化疗领域取得了长足进展，更多新药和新的治疗方案的涌现，给晚期胰腺癌患者带来新的希望。此外，放疗科和介入科也积极参与到胰腺癌的综合治疗领域，与手术和全身化疗有机结合，提高胰腺癌患者的治愈率，延长患者的生命。

目前国际上治疗胰腺癌有什么新的进展和趋势？

最大的进展在于强调多学科合作。总的趋势是治疗方案越来越合理，越来越人性化、个体化。在最大限度地保证疗效的前提下，还要最大限度地保护患者的生活质量。胰腺癌病死率高，在临床治疗过程中，由于专业上的束缚，不同科室面对同一个患者总会有尽量以本学科治疗为主的倾向。多学科合作可以有效打破学科之间的壁垒，充分发挥各学科优势，有利于制订更加合理的治疗方案。有部分肿瘤专科医院很早就开设了多学科联合查房和多学科综合门诊，已经有很多患者从中获益。英文上有一个词组缩写，叫 MDT。M 就是多的意思，D就是学科的意思，T 就是团队的意思。多学科的医学专家形成一个团队来治疗这个疾病，优势不是显而易见吗？

除了多学科合作体系的建立，各个分支学科在胰腺癌治疗领域也日臻完善，成绩显著。总的倾向还是提高保护性，减少破坏性。扬疗效之长，避副作用之短。

外科手术的技术也更成熟、更精准、更细腻。麻醉技术和 ICU 监护技术水平的提高也使原来难以完成的复杂手术成为可能。以往肿瘤侵犯血管是胰腺癌手术治疗的禁忌证。如今，有了成熟的血管切除重建技术，更多患者可以实现肿瘤的根治切除。

肿瘤内科不仅有更多的新药涌现，还出现了新的治疗领域，如靶向治疗。靶向治疗与化疗不同，开辟了一个新的领域，为恶性肿瘤患者带来新希望。

放疗不再仅仅是晚期胰腺癌姑息治疗的选择。临界可切除（确诊时虽难以切除但未广泛转移，有可能借助其他治疗手段变不能手术为可以手术治疗）胰腺癌可借助先期放疗实现降期，变成可以手术切除的病灶。放疗技术也越来越精确，实现了三维立体定位，使放疗更为安全有效。

介入治疗将导管插入人体的血管系统，找到供应肿瘤的血管，注入化疗药，实现肿瘤局部的高剂量化疗。这一技术近年来应用于胰腺癌，也可使部分临界可切除胰腺肿瘤转变为可切除的病灶。

此外，医疗技术科室，如影像科、检验科都推出了新的检查项目，能够更精确地诊断这个疾病，帮助我们制定合理的治疗方案。

总之，胰腺癌的诊治目前进展很快。相信在多学科合作的平台上，这一顽症对人类健康的威胁将逐渐下降，更多患者将能获得满意的疗效。

（郝纯毅 张 霁）

第十四章

肾　　癌

> 肾是人体清道夫，时时担重负，请警惕悄悄袭来的肾癌。
> ——北京大学肿瘤医院肾癌、黑色素瘤内科主任
> 郭军教授为你解读肾癌

 何为肾癌？

自古以来，中医就强调肾的重要性，认为肾是先天之本。在西医体系中，肾是我们人体的一个重要器官，由于位于人的腰部，被老百姓俗称为"腰子"，见图14-1。我们的肾就像流水作业的机器，通过过滤血液，筛选出对身体有用的东西继续留在体内；而对身体有害的毒素，则把它们排泄出去，维护机体内环境的"干净"，是人体的清道夫。我们的尿液就是由肾产生，经过输尿管到达膀胱，最终排出体外的。一旦肾出现消极怠工，毒素排泄不出去，我们就可能出现眼肿或腿肿，甚至心脏、胃肠功能也受到影响，再严重就会威胁生命，可能就需要透析仪器来代替自己的肾工作以维持生命了。

作为人体的清道夫，肾处于长期与毒素接触及工作压力下。尤其是流经尿液的肾小管上皮细胞受到有害因素的作用后，容易发生量变和（或）质变，最终发生恶变，不断增殖，形成肿块，我们把发生于肾的恶性肿瘤称为肾癌，见图14-2。

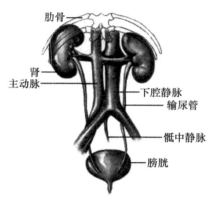

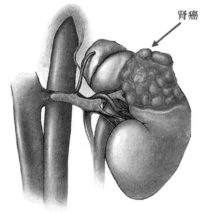

图 14-1　肾的解剖位置　　　　图 14-2　肾癌简图

肋骨
肾
主动脉
下腔静脉
输尿管
骶中静脉
膀胱
肾癌

 肾癌有哪些临床表现?

肾癌由于开始的时候病灶体积比较小，可能不到 0.5 厘米，既不会有疼痛，也不会影响肾的排尿功能或对周围有压迫，因此，约 80% 的患者早期可无任何症状，自我没有任何感觉，只是在体检或因其他原因做身体检查时才发现其肾有占位病变或触摸到腹部包块。随着肿瘤的发展，可出现压迫、侵犯周围组织的一些症状，但这些临床表现多种多样，患者往往描述得很含糊，容易被误诊为其他疾病，因此，及时了解肾癌的症状是非常重要的。

1. 肾癌最主要的临床症状往往表现为血尿、疼痛以及肿块，也就是医生常说的肾癌"三联症"。但只有 10% ～ 20% 的患者有这三个症状，许多患者可能只有其中的一项症状，往往没有特异性，引起的重视不够，下面简单说说这些症状是怎么产生的，以及在哪些方面需要注意。

首先，肾的位置比较特殊，隐藏在我们的腰部，位于肠腔和腰之间，与外界最主要的联系是产生尿液，并从尿道排出。而随着肿瘤的发展，会侵犯尿液汇集的肾盂，出现血尿，这也是肾癌最常见的临床表现。这些血尿如果不严重，肉眼就看不出来，只有在医院进行尿液化验的时候，在显微镜下才能看见红细胞。而如果血尿严重，可以看见尿液发红，轻度的像洗肉水的颜色，称之为洗肉水样色。重度的可能颜色更深，呈深茶色或暗红色，通常这种情况下患者自己排尿时就可以发现异常。但这种血尿有时候是间歇性的，尿液的颜色可以暂时转为正常，尤其喝水多了以后尿液颜色会变淡，但并不意味着肿瘤就消失了，这个时候很多人误以为只要血尿不持续，就应该没事，往往延误了诊断。

另外，由于肾所处的位置空间狭小，肾形成肿瘤后体积增大，包裹在肾周围的肾包膜受到压迫，或肿瘤侵犯周围脏器，压迫腰部肌肉或相应的神经及组织，从而导致腰部疼痛，但这种腰痛往往没有特异性，很多人误以为是腰肌劳损或腰椎间盘突出症。但肾癌引起的腰痛休息后不会好转，也不会因为剧烈活动而加重，但我们仍然很难一开始就能发现疼痛是肾肿块引起的。经常有一些患者腰痛出现后在骨科就诊一段时间效果不好，全面检查的时候发现肾肿块，才转到专科就诊。

随着肿瘤的进一步发展，可能会在患者腹部摸到包块，但由于肾位置较隐蔽，肾癌在达到相当大体积以前肿块很难被发现，一般腹部能摸到肿块已是中、晚期症状，同时仍会伴随上述所说的血尿与腰痛症状。

2. 肾癌也可以引起肾以外的表现，这是由于平时肾除了进行毒素排泄外，还承担着分泌某些激素的工作。肿瘤形成以后，肾的工作会出现差错，会额外分泌一些激素或原有分泌激素增多，从而导致相应的症状。但没有特异性，如血液中红细胞增多，血压升高，或出现血钙升高，还有时候无明显原因出现全身潮热或皮肤发红、男性乳房发育等情况。这些表现直到手术后才消失，有一些肾癌患者，手术前合并高血压，一直口服降压药，但手术后发现自己血压也正常了，不用再吃降压药了。

3. 有些患者肾原发病灶很小，没有尿液发红或腰痛，却发现腋下、肺及其他脏器出现病灶，经过穿刺活检或手术后发现是转移灶，这个时候回过头来全面检查，才发现肾有原发肿瘤病灶。

4. 肾癌除了上述症状外，还会合并一些全身症状，如发热、乏力、体重减轻、食欲减退等症状。发热为肾癌常见的肾外表现之一，用了消炎药后也不见好转，发热时通常不伴有常见的咳嗽、咳痰等症状。

 ## 哪些因素可以引起肾癌？

近年来，肾癌的发病率呈现逐年上升的趋势，那么在中国，肾癌的发病情况是怎样呢？二十多年前，也就是 1988 年，全国统计发现肾癌发病率在男性和女性中不一样，男性大概是女性的两倍，当时男性的肾癌发病情况大概是每年每 10 万人口有 2 个多人发病，而女性是 1 个多人发病；2002 年时男性每年每 10 万人口中大概达到 5 个人左右发病，女性大概在 2.5 个人左右，男性仍是女性的两倍。这是全国平均发病情况。当然，在不同的城市和地区之间还不一样，比如，在北京、天津和上海等地发病率比较高，北京地区 2002 年男性每年每 10 万人口大概是 8 个多人发病，女性每年每 10 万人口大概是 5 个多人发病，总的来说，发病率呈明显上升趋势。

但哪些原因导致肾癌还不是很清楚，目前的研究证实有许多因素参与其中。老百姓特别关心肾癌会不会遗传，有少部分肾癌是遗传性的；但也有资料显示其发病与吸烟、药物以及病毒感染、放射线辐射有关；此外，某些职业因素也与肾癌发生有关，如石油、皮革、石棉工人的肾癌发病率要高于一般人群。

（一）遗传性肾癌

有一小部分肾癌是由遗传因素所致，患者的染色体发现异常，而且这种异常可以遗传给子女，医学上把这种遗传性肾癌称之为 VHL 综合征。这种遗传性肾癌与其他肾癌不同，往往体内合并胰腺、肝、颅脑、眼底等部位多发疾病，而且往往双侧肾都有癌肿，而不像一般肾癌通常为单侧起病。遗传性肾癌患者，他们的父辈或兄弟姊妹大多也患有肾癌，所以遗传性肾癌又称为家族性肾癌。

（二）与吸烟有关

大量研究发现吸烟与肾癌发病有关。吸烟者发生肾癌的风险是不吸烟者的 2 倍，而如果是长期吸烟，特别是吸烟 30 年以上、吸无过滤嘴香烟的人患肾癌的风险更高。

（三）肥胖与高血压

有些调查研究发现肥胖的人与体重正常的人相比，发生肾癌的危险要高 2 倍，具体原因不清楚，有人认为可能是肥胖导致一些激素升高，从而导致肾癌。此外，肥胖的人高血压发生率高，10 年前一项世界医学权威杂志发表的研究表明肥胖和高血压是与男性肾癌危险性升高相关的两个独立因素。

（四）职业

有报道指出，金属铺的工人、报业印刷工人、焦炭工人、干洗业和石油化工产品工作者肾癌的发病风险和死亡风险增加。

（五）放射

有统计显示，一种弱的 α 颗粒辐射源导致的 124 例恶性肿瘤中有 26 例局限在肾。但是未见放射工作者和原子弹爆炸受害者的放射暴露与肾癌相关性的报道。

（六）食品和药物

调查发现乳制品、动物蛋白和脂肪摄入量高，水果、蔬菜摄入量低是肾癌的危险因素。动物实验中雌激素可致肾癌已得到证实，虽然在人体中尚无直接的证据，但雌激素仍是不能忽视的因素。另外，滥用解热镇痛药，就是老百姓常用的退烧药和止痛药，均可增加肾癌的发病风险。利尿剂也可能是促进肾癌发生的因素。

怎样预防肾癌？有哪些食物可以预防肾癌？

哪些因素可以导致肾癌发生目前虽然还不是很明确，但上面提到的一些因素应尽量避免。要做到肾癌的预防，应该做到如下几个方面：首先，应戒烟，避免放射线侵害，慎用激素，从事石油、焦炭等工业的工人应加强防护，减少化学性致癌物质的接触，这些是预防本病不可忽视的措施；其次，应养成良好的生活习惯，不食用霉变、腐烂、腌制食品，宜食用清淡饮食，适当进食鱼、鸡蛋及少量动物瘦肉；加强体育锻炼，控制体重，尽量把体重保持在理想状态；另外，应加强防癌宣传，普及防癌知识。

很多人关心有没有食物可以预防肾癌，国外已经进行过这方面的研究。瑞典一项研究为了探讨食用高脂肪鱼是否可以预防肾癌，涉及61 000名女性，年龄从40岁到76岁不等，其中有150人患上了肾癌。与瘦鱼相比，高脂肪鱼所含的不饱和脂肪酸是前者的30倍，而维生素D的含量也达到了前者的5倍。研究人员认为脂肪酸能够减缓癌细胞的生长，而肾癌患者通常体内都缺乏维生素D。与吃低脂肪鱼类的人相比，如果瑞典女性每周至少吃一次高脂肪鱼，如马哈鱼、鲭鱼和鲱鱼，她们患肾癌的风险就会降低很多。

这项为期15年的研究结果发现，经常吃富含欧米加-3不饱和脂肪酸和维生素D的鱼，患肾癌的风险比从不吃鱼者低74%。不过，像金枪鱼、鳕鱼和淡水鱼等低脂肪瘦鱼并没有显示出与高脂肪鱼一样的防癌效果。

还有研究显示平时经常食用香蕉、胡萝卜以及甜菜等水果和蔬菜的人比那些不具有此种健康饮食习惯的人患肾癌的概率小。瑞典的研究人员最近在实验中，对上述61 000名年龄在40岁到76岁之间的妇女的饮食结构进行了调查，并进行了长达13年的追踪记录。结果显示：每天吃6～8根香蕉的人比完全不吃香蕉的人患肾癌的风险小将近一半。有规律的摄入根类植物也会将患病风险降低50%～65%。研究人员认为，香蕉等水果中含有一种特殊的抗氧化剂化合物，叫做酚醛塑料，它具有很强地抑制恶性肿瘤形成的功能，因此被认为是此类食物具有抗癌作用的原因。

另外，饮茶也可防肾癌：研究发现，每天只喝一杯茶的人比不喝茶的人患肾癌的危险低15%。在一项新的研究中，美国哈佛大学医学院的研究人员共对530 469名女性和244 483名男性进行了调查。他们对参与调查者的饮食情况进行了7年至20年的跟踪调查，研究结果显示，喜欢喝咖啡和茶的人患肾癌的危险可能会更低一些，而喝牛奶、汽水或果汁者则没有这样的保护效果。与那些平均每天喝不到一杯咖啡的人相比，每天喝3杯以上咖啡的人患肾癌的危险要低16%；而那些每天只喝一杯茶的人要比不喝茶的人患肾癌的危险低15%。尽管这项新研究并不能直接证明喝咖啡和茶可预防肾癌，但提出了这些饮料在对抗肾癌上可能的潜在益处。研究人员指出，咖啡和茶的好处有很多，比如，它们能增强人体对胰岛素的敏感性，改进肾功能，随着时间的推移，胰岛素水平可能会影响患肾癌的危险。同时，咖啡和茶还含有保护肾细胞免遭癌症损害的抗氧化剂化合物。

肾癌如何早期发现？

做到对肾癌的早期诊断、早期治疗，这是决定本病治疗效果及预后的关键，但如何进行肾癌的早期发现呢？由于肾癌早期症状不明显，一般不太容易被发现，没有典型的血尿、腰痛等症状，除非肿瘤长得很大了才会出现三联症：血尿、包块、疼痛，发现时也相对较晚。

过去，医院经常碰到一些体积已经长到很大的肾癌或晚期肾癌患者，但现在医院发现的肾癌患者中，至少一半的患者没有任何症状，大多是通过体检或因为其他原因进行身体检查的时候发现的。因此，常规体检对早期发现肾癌具有非常重要的意义。由于现在B超分辨率较高，大概0.5厘米的病灶就能够被发现，因此，应该每年至少进行一次双肾B超检查。而对于处于40～60岁的肾癌高发年龄人群，更应注意常规B超检查。

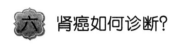

六　肾癌如何诊断？

肾癌除了典型的临床表现外，还需要进行相应的检查才可以确诊。

（一）一般检查

一般检查：血尿是重要的症状，红细胞增多症发生率为 3%～4%；亦可出现进行性贫血、红细胞沉降率增高；某些肾癌患者并无骨骼转移但却有血钙水平的升高，并可出现高血钙的症状。

（二）影像学检查

影像学检查是诊断肾癌的主要手段。

1. 普通 X 线检查对于肾癌的诊断价值越来越小，不是肾癌的首选检查。

2. 超声检查：超声检查是最简便、无创伤的检查方法，可作为常规体检的一部分，肾内直径超过 1 厘米的肿块即可被超声扫描发现，重要的是可以鉴别肿块是否是肾癌，有越来越多的无症状肾癌即是这样被发现的。肾癌为实性肿块，由于其内部可能有出血坏死性囊性变，可提示回声不均匀，一般为低回声。

B 超发现肾癌的敏感性较高，可作为首选的检查方法。出现肾轮廓的改变、肾实质回声异常、肾窦回声受压变形、肾周围血管异常改变、癌转移征象等要引起注意。另外，如果超声显示不明确，或与其他肾病变鉴别不清，可以考虑行超声引导下穿刺。在超声引导下穿刺是比较安全的，穿刺组织可作细胞学及病理学检查，即可判断是否为恶性肿瘤。

3. CT 扫描对肾癌的定位准确率可达 100%，并且能显示病变的范围及邻近器官有无受累，其准确性较高，与术中所见基本符合，是目前最可靠的诊断肾癌的影像学方法。通常 B 超检查怀疑肾癌者，进行 CT 检查基本可以临床诊断。

4. 核磁扫描（MRI）对肾癌诊断的敏感性及准确性与 CT 相似，但在显示肾静脉或下腔静脉受累、周围器官受侵犯及与良性肿瘤或囊性占位鉴别等方面优于 CT 检查。

（三）病理诊断

目前肾癌一般通过 B 超或 CT 检查就可以基本诊断，但病理诊断才是"金标准"。不管病灶的位置、大小、形状如何，必须通过病理诊断才能确诊或排除肾癌。通常情况下如果影像学检查考虑肾癌，都可以进行手术切除，术后进行病理检查最终确诊。少部分不能手术的肾癌患者，才考虑进行穿刺活检病理确诊。

 七　如何鉴别诊断肾的良、恶性病变？

肾良性肿瘤很常见，最常见的两种为单纯性肾囊肿和血管平滑肌脂肪瘤，在影像学上都具有特征性表现，较容易鉴别。此外，在怀疑为肾癌（Renal cell carcinoma，RCC）的肿瘤中大约有 10% 最终证实为良性。近些年，由于 B 超和 CT 检查在无症状人群中的广泛应用，肾小肿瘤的发现比例不断增加，同时，肾良性肿瘤的发现概率也有所增加。

由于肾癌早期大多没有临床表现，因此，良、恶性诊断主要依靠 B 超及 CT 检查。肾癌的境界不清晰，这一点与肾囊肿不同。肾癌和囊肿难以鉴别时可以行超声引导下穿刺，穿刺液可做细胞学检查并行囊肿造影，囊肿液常较清澈，无肿瘤细胞，低脂肪，造影时囊壁光滑可肯定为良性病变；如穿刺液为血性应想到恶性肿瘤的可能，在抽出液中找到肿瘤细胞，造影时囊壁不光滑，即可诊断为恶性肿瘤。肾血管平滑肌脂肪瘤为肾内实性肿瘤，其超声表现为脂肪组织的强回声，易与肾癌相鉴别。如果超声有疑问，通常情况下肾 CT 检查基本可以确诊。

 八　确诊肾癌后如何选择治疗方案？

如果医生考虑为肾癌，首先应进行全身检查，明确有无其他部位转移，如果存在远处转移，预后较差；如果没有远处转移，预后相对较好。

　　早期肾癌的治疗主要是手术切除。放射治疗、化学治疗、免疫治疗等效果不理想，有统计分析证实放疗、化疗对5年生存率没有影响。手术采用根治性手术切除，对于分期特别早的患者，5年生存率达90%以上，更有部分患者能得到治愈。而术后许多人想进一步治疗以预防复发，但目前没有任何治疗可预防复发与转移，无论是干扰素、白介素-2还是生物治疗，均未得到证实可以控制复发与转移。因此，对于术后患者，最后的治疗就是定期复查。

　　而对于出现远处转移的初治患者，手术仍是首选的治疗。很多处于晚期的恶性肿瘤患者，手术已经没有意义。但对于肾癌，有研究发现，即使是出现远处转移，进行手术治疗的患者生存时间要长于没有行手术治疗的患者。因此，如果患者能够耐受手术，仍应进行手术切除，术后针对转移病灶进行治疗。对于肾癌转移的患者，虽然传统的放疗、化疗效果不好，但目前有许多新的药物可以用于晚期肾癌的治疗，如索拉非尼、舒尼替尼等，有效率可以高达30%～50%，患者生命也可以延长1～2年。

 九　肾癌治疗过程中需要注意哪些事项？如何与医生配合顺利完成治疗？

　　全部检查结束后，医生会根据病情决定是否开始治疗，采用何种治疗方案，确定大概的治疗计划。此时，主管医生与患者、家属之间的沟通非常重要，双方需要坦诚地谈论病情，特别是对于晚期肾癌患者，何时手术，术后如何进行靶向治疗，靶向药物的选择、费用、有效率、可能的不良反应、如何处理不良反应、将来的复发率、复发后可能的治疗原则等，都要充分沟通。

　　由于现代医学信息交流的便捷与通畅，很多恶性肿瘤的治疗规划和方案、剂量都是遵循国际的基本规范进行的。但是患者个体之间也会千差万别，疗效有差异，不良反应也有差异，在治疗过程中医生会常规的对各种常见不良反应做预防性处理，如手足皮肤反应、高血压等。即便如此，也不能完全避免某些不良反应的出现，个别药物会导致骨髓抑制、脱发、胃肠道反应、肝肾功能损伤等，只是发生程度和侧重面不同而已。因此，为了安全考虑，如有异常情况应及时向主管医生和值班医生报告，并遵医嘱定期复诊。

对于晚期肾癌，任何一种靶向药物都不可能达到100%的疗效，是否有效主要与患者的个体差异有关，有的患者天然携带某些耐药基因，对这些药物天生耐药，效果就比较差。因此，一般治疗2～3个周期后要进行一次评估疗效的检查。评估疗效的目的是为了评价治疗方案的效果，如果没有达到理想效果，可能需要增加剂量或更改治疗方案。

 肾癌会传染或遗传吗?

目前尚未完全发现肾癌的明确病因，除了少部分患者所患肾癌确诊为遗传性肾癌之外，其他肾癌都是散发的，与遗传没有特别的关系，不会出现遗传现象。对于遗传性肾癌患者，应避免生育。而肾癌更不会出现传染，患者不管是与家人一起生活，还是与亲戚朋友进餐，都不会引起传染。

（郭　军　盛锡楠）

第十五章

宫　颈　癌

> 重视妇科体检，呵护子宫健康。
>
> ——北京大学肿瘤医院肿瘤妇科主任
>
> 高雨农教授为你解读宫颈癌

 何为宫颈癌?

　　女性从一个女孩变成女人，与子宫这一在身体里日渐丰满的梨形器官同步成长。子宫，这个承载着人类繁衍重任的"梨"，是人们在这世界上第一个温暖的家，位于子宫下端的宫颈为子宫的门户，在这一部位发生的恶性肿瘤就是我们常说的宫颈癌。

　　提起宫颈癌，大家可能并不陌生，著名歌星梅艳芳和电影演员李媛媛就是死于此种恶性肿瘤。在全世界范围内，女性恶性肿瘤中宫颈癌的发生率仅次于肺癌、乳腺癌，位居第三位。据世界卫生组织统计，全世界每年约50万妇女患宫颈癌，约20万妇女死于这种疾病。我国每年新发病例13.1万，约占世界宫颈癌新发病例的28.8%，大约5万妇女死于此病。发展中国家宫颈癌的发生率是发达国家的6倍，而且由于宫颈癌的早期筛查在这些国家尚未普及，造成80%的患者在确诊时已经发展为浸润癌，且发病有年轻化的趋势。上述统计数据清楚地表明宫颈癌是很常见的妇科恶性肿瘤，且已成为名副其实的威胁女性生命的红颜杀手，但宫颈癌是目前唯——个病因比较明确的恶性肿瘤，也是唯——个可以治愈和预防的恶性肿瘤。降低宫颈癌的发病率和死亡率关键在于预防、早期发现、早期诊断和早期治疗，后面会就这方面的问题进行详细叙述。

 ## 宫颈癌的病因是什么？

　　早在 19 世纪 40 年代，一位意大利医生从死亡登记资料分析中发现，患宫颈癌的妇女大多数为已婚者，即有性接触者，未婚者很少，而修女几乎不患宫颈癌。因此，提出结婚与否与宫颈癌的发生有关。目前已经明确人乳头状瘤病毒（简称 HPV）感染是引起宫颈癌的主要病因。HPV 通过性生活传播，感染后通常没有症状。在大多数国家，HPV 感染非常常见。大部分妇女 HPV 感染期比较短，一般在 8～10 个月左右便可消失，但仍有大约 10%～15% 的 35 岁以上的妇女有持续感染的情况，而这些持续感染 HPV，尤其是持续感染高危 HPV 的妇女，成为易患宫颈癌的群体。HPV 是引起宫颈癌的主要因素，表现为99.8% 的宫颈癌患者中可以检测到不同类型的 HPV-DNA，而 HPV 阴性者几乎不会发生宫颈癌；流行病学研究显示了 HPV 感染发展至宫颈上皮内瘤样病变和宫颈癌的证据，表明 HPV 感染是宫颈癌发生的必要条件。

　　虽然宫颈癌和 HPV 之间存在着关联，但不是所有感染了 HPV 的女性都会患宫颈癌。因为 HPV 广泛存在于自然界，人的皮肤、消化道、呼吸道等都携带有这种病毒，凡是有性生活的女性，都有可能通过性接触途径将 HPV 带到自己的生殖道内。医学工作者曾对 18～28 岁的女性进行过普查，发现 HPV 感染者并非少见。专家推测：就女性而言，HPV 的终身感染率累积可高达 60%～70%。也就是说，60%～70% 的女性在其一生中都感染过 HPV，但这种感染通常是一过性的。因为当人体感染了这种病毒以后，机体内会逐渐形成对该病毒的免疫力，当免疫力足够强大时，HPV 就会被清除。大量医学统计资料也表明，虽然被 HPV 感染的人群比例很大，但大多在 1～2 年病毒就会自然消失

（泛指 HPV 感染）。虽然人乳头状瘤（HPV）病毒是导致宫颈癌的罪魁祸首，但大多数女性体内的免疫系统可以把进入体内的 HPV 消灭掉，只有少数免疫机能比较弱的女性，无法消灭进入体内的 HPV，造成 HPV 持续感染，发生癌前病变，其中又有少部分最终发展为宫颈癌，整个过程可能持续 5～10 年。所以，只要抓住时机对 HPV 感染进行检测，就可及早发现 HPV 病毒感染和癌前病变，从而有效预防宫颈癌的发生。

 ## 宫颈癌的易感因素有哪些？

除了 HPV 感染这一主要病因外，以下危险因素与宫颈癌的发生也有关：

1. 性行为：性生活年龄越早、性伴侣越多的女性，发生宫颈癌的危险性越高。宫颈癌多发生于已婚妇女，据报道 18 岁以前结婚比 25 岁以后结婚者患宫颈癌的危险性高 13～25 倍，这是因为青春期宫颈上皮细胞对致癌物质较为敏感。妇女有数个性伴侣者患宫颈癌的危险性较有 1 个性伴侣者高 2～3 倍以上。丈夫婚外性伴侣增加，或有性乱嫖娼者，妻子患宫颈癌的危险性也增加。

2. 分娩因素：分娩 1～2 次者发病率最低，阴道分娩大于 3 次者较不超过 1 次者的患癌危险性增加 2～4 倍。这可能是分娩时宫颈损伤、妊娠时内分泌改变、免疫功能低下等因素共同作用，促使宫颈发生癌变。

3. 宫颈炎症、损伤：宫颈炎患者发生宫颈癌的可能性比宫颈正常者高 3～7 倍，宫颈损伤或炎症可引起宫颈上皮增生或不典型增生乃至癌变。

4. 其他因素：如遗传因素、免疫缺陷、阴道滴虫病、外阴部卫生习惯不好（如不经常清洗外阴、卫生巾不干净）、吸烟、丈夫有包茎和包皮垢（即丈夫阴茎的包皮过长而且不能翻开清洗）等，都可能与宫颈癌的发生有关。

四 患宫颈癌后有哪些表现？

宫颈癌早期多无症状，妇科医生检查发现宫颈光滑，外观无异常，或与慢性宫颈炎无明显区别，此时易被忽略而漏诊或误诊。早期可偶尔表现为接触性出血，即性交后阴道出血，或绝经后间断性阴道出血或白带带血。由于年轻女性处于性活跃期，雌激素水平和性交频率均较高，所以临床上更多以性交出血为首发症状。此外，白带增多也是宫颈癌的常见症状，约80%的宫颈癌患者有此症状。常见症状如下：

1. 阴道出血 阴道出血是宫颈癌患者的主要症状（80%～85%），多表现为性交后阴道出血，也可为绝经后阴道出血，出血量可多可少。阴道出血往往是肿瘤血管破裂所致，尤其是菜型肿瘤出现出血症状较早，量也较多，如果出血频发、失血量多，可导致严重的贫血。晚期患者可出现突发阴道大量出血以致休克，多见于侵蚀性生长的肿瘤。

2. 阴道分泌物增多 亦是宫颈癌患者的主要症状。多发生在阴道出血以前。最初阴道分泌物可以没有任何气味，随着肿瘤的生长，瘤体继发感染、坏死则分泌物量增多，如淘米水样或混杂血液，并带有恶臭味。肿瘤向上蔓延累及子宫内膜时，宫内分泌物会被颈管癌组织阻塞，不能排出，可以形成宫腔积液或宫腔积脓，患者可出现下腹不适、小腹疼痛、腰痛及发热等症状。

3. 疼痛 是晚期宫颈癌的症状。肿瘤沿着癌旁组织延伸，侵犯骨盆壁，压迫周围神经，临床表现为坐骨神经痛或一侧骶、髂部的持续性疼痛。肿瘤压迫或侵蚀输尿管，使其狭窄、阻塞，导致肾盂积水，表现为一侧腰痛甚至剧痛，进一步发展为肾衰竭，以致尿毒症。淋巴系统受侵导致淋巴管阻塞，淋巴液回流受阻而出现下肢水肿和疼痛等症状。

4. 全身症状 晚期患者因肿瘤组织代谢、坏死组织吸收或合并感染而引起发热，体温一般在38℃左右，少数可达39℃以上。由于出血和消耗而出现贫血、消瘦甚至恶病质。

5. 其他症状 晚期宫颈癌可转移到其他地方。如可直接扩散到阴道、子宫、宫颈旁组织、盆腔、膀胱、直肠等处。肿瘤向前方扩散侵犯到膀胱时，患者可出现尿频、尿急、尿痛、下坠感和血尿，常被误诊为泌尿系统感染而延误诊断。严重的可形成膀胱-阴道瘘。肿瘤向后蔓延侵犯直肠时，可有下坠感、排便困难、里急后重、便血等症状，进一步发展可出现阴道-直肠瘘。晚期宫颈癌还可沿淋巴转移，包括盆腔淋巴结、左锁骨上淋巴结、腹股沟淋巴结转移等；也可沿血液循环转移到肺、肾、脊柱等处。转移到不同的部位，可出现相应的症状。

五 如何确诊宫颈癌？

由于宫颈癌的发生存在较长的、可逆转的癌前病变期，若早期发现并得到及时治疗，宫颈癌患者五年治愈率可达 90%。所以，宫颈癌是一个可以预防和治愈的疾病。宫颈癌的早期筛查对于癌症的早发现、早诊断有着重要意义。由于解剖位置的关系，宫颈易于暴露，宫颈癌可经妇科医生进行相关检查而确诊，就是我们常说的三阶梯式诊断程序，即细胞学检查—阴道镜检查—组织病理学检查。

第一步：细胞学检查

传统的手工方法（巴氏涂片）由希腊医生 Papanicolaou（巴氏）发明，于 20 世纪 40 年代开始用于宫颈癌筛查。因其方法简便，患者无痛苦，且成本较低，非常适合大范围人群的普查，至今沿用了近半个世纪。但由于其敏感性低导致检测结果准确率较低，漏诊率和误诊率都很高，目前发达国家已逐渐停止使用该法，仅在部分不发达国家或发展中国家使用。

随着宫颈癌病因学研究的深入，宫颈癌的早期筛查方法也取得突破性进展，液基薄层细胞学检测（TCT）和 HPV 检测越来越受到推崇。目前，宫颈癌的细胞学检查方法——薄层液基细胞学和检测高危型人乳头状瘤病毒 DNA 新技术，已经使宫颈癌早诊、早治成为现实。这种方法识别高度病变的敏感度显著高于以往的检测方法，且假阴性率大大降低，因此可用于粗筛高风险人群和常规体检。

TCT 是指医生将采集到的细胞放入装有细胞保存液的标本瓶中送

达实验室，制片过程由计算机程序控制。这种高科技检测方法的优点是清除了杂质，形成一个清晰的细胞单层涂片，病理医生可以一目了然，对宫颈癌及癌前病变的诊断准确率较高，同时还可以提示受检者是否有炎症，或对癌前病变的程度提出相应的建议。

此外，TCT 的保存液还可以直接用于 HPV 基因检测。目前资料证明，HPV 感染是宫颈癌及其癌前病变的最主要病因，99.8% 的宫颈癌患者中可以发现 HPV 病毒。HPV 检测结果提示：宫颈正常而 HPV 阳性，或 HPV 阳性的上皮内瘤样病变应列为宫颈癌的潜在危险人群。

所以，HPV 病毒基因的高危型检测能根据 HPV 的分型预测宫颈癌发生的风险指数，从高危人群中筛查出宫颈癌的"后备军"，让宫颈癌无所遁形。

目前，世界上公认的最先进及准确的宫颈癌筛查方法为 HPV + TCT，为更多的女性朋友提供健康的"护身符"。

第二步：阴道镜检查

在细胞学检查阳性或疑为阳性时，辅以阴道镜检查。阴道镜能将病变部位放大 10～40 倍，借以观察肉眼看不到的微小病变。

正常宫颈和阴道鳞状上皮含丰富的糖原，可被碘液染为棕色，而宫颈糜烂、异常鳞状上皮区（包括不典型增生、原位癌及浸润癌）均无糖原存在，不会被染色。临床上用阴道窥器暴露宫颈后，擦去表面黏液，以碘液涂抹宫颈及穹窿，如发现阴性区，即为可疑部位，需作进一步检查。但阴道镜检查不能代替刮片细胞学检查及活体组织检查，也不能发现宫颈管内病变。

第三步：组织病理学检查

组织病理学活检包括宫颈、宫颈管的活体组织检查和宫颈锥切术活检。

阴道镜不能直接确诊是否患有癌症，但在阴道镜协助下取活检，早期宫颈癌诊断率高达 98% 左右。在阴道镜下，碘染色出现不着色区，即可在此区取活检送病理检查。在未着色区取材，可提高准确性。在活体组织检查不能肯定有无浸润癌时，可行宫颈锥形切除术，切除的标本作连续病理切片以除外浸润癌。

若宫颈有可见的肿物，可直接行宫颈肿物活检明确诊断。妇科医生行妇科检查三合诊以确定宫颈癌临床分期，并结合患者的年龄、生育要求、有无内外科并发症等选择适宜的治疗方案。

 患宫颈癌后，怎样配合医生治疗？

宫颈癌的治疗措施是手术与放疗并重，原则是既要保证患者的疗效，又要改善其生存质量，同时强调初次治疗的规范性。治疗效果主要取决于肿瘤的分期，早期患者可根治；晚期患者，特别是已经发生广泛转移者，治疗效果相对较差。一旦诊断明确，就应拟定最恰当的治疗措施，早期患者以手术治疗为主，中、晚期则以同步放/化疗为宜，各期患者均可行放射治疗，对不能耐受手术的早期患者也可采用放疗。

（一）放射治疗

宫颈癌对放射治疗高度敏感，所以放疗适用于各期宫颈浸润癌，尤其适用于中晚期、年龄大和合并各种内外科并发症不能耐受手术者。另外，术后存在盆腔淋巴结转移、脉管癌栓和细胞分化差等高危因素者也应补行放疗。放疗可能发生的并发症包括放射性膀胱炎、放射性直肠炎和骨髓抑制等。目前多采用放疗加用化疗药物，即常说的同步放/化疗以改善治疗效果。

（二）手术治疗

早期宫颈癌患者可采用手术治疗，手术的优势是可完整切除癌灶，并保留年轻患者的卵巢，改善患者的生存质量。由于手术范围大，术后排尿和排便功能恢复慢，还可能发生尿瘘、盆腔感染和淋巴囊肿等并发症，所以手术要选择适宜的患者。宫颈原位癌的手术治疗可采用宫颈锥切术和全子宫切除术，早期宫颈浸润癌手术治疗采用宫颈癌根治术。

（三）化学药物治疗

目前，放射治疗和手术治疗仍为宫颈癌的首选疗法，疗效肯定。

化学药物治疗单独使用达不到治愈目的。化学药物治疗常用于晚期或复发宫颈癌，此时癌灶已发生转移，或已广泛累及重要器官时，手术治疗及放射治疗难以奏效，化疗作为一种姑息治疗手段对缓解病情有一定作用。对于术后存在脉管癌栓、癌灶侵入周围组织较深和细胞分化差的高危患者，化疗可延缓或预防复发和远处转移。

宫颈癌能预防吗？

宫颈癌能预防吗？答案是肯定的。前面我们介绍过，宫颈癌的发生与女性持续感染人乳头状瘤病毒（HPV）有密切关系。我国 30～50 岁的妇女 HPV 感染率大约在 20%～30% 左右。尽管目前还没有针对 HPV 的特效治疗药物，但宫颈癌的筛查已明显降低该肿瘤的发生，取得了举世瞩目的成就。此外，针对宫颈癌发生的 HPV16、18 型疫苗已用于临床试验，这是帮助人类预防宫颈癌的又一福音。综合来说，我们可以从以下几个方面来积极预防 HPV 感染和宫颈癌的发生。

（一）宫颈癌筛查

宫颈癌的初筛普查是预防的重要手段，也是目前切实可行的方法。阴道脱落细胞的细胞学检查和 HPV 检测简便易行，准确性高。国内外

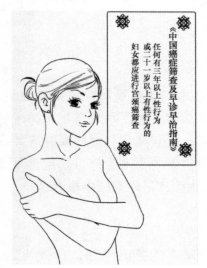

《中国癌症筛查及早诊早治指南》
任何有三年以上性行为或二十一岁以上有性行为的妇女都应进行宫颈癌筛查

有不少事实表明，开展普查、普治可使宫颈癌的发病率和死亡率大幅下降，普查时还可发现癌前病变，并及时治疗。

根据《中国癌症筛查及早诊早治指南》的建议，筛查的对象包括任何有 3 年以上性行为或 21 岁以上有性行为的妇女，而性生活过早、有多个性伴侣、免疫功能低下、吸烟、卫生条件差和性保健知识缺乏的高危妇女人群则是筛查的重点。筛查时一定要正

确对待和处理检查结果。

普查时或平时检查出的相关疾病可分为几类，即炎症、湿疣、良性肿瘤、癌前病变及癌。

1. 对于炎症和湿疣的患者，必须给以明确的诊断和治疗，并在治愈后重复涂片以排除假阴性。

2. 对疑有良性肿瘤的患者，必须进一步明确诊断，如确有良性肿瘤，应转送至有条件的医院，进行恰当的治疗。

3. 对疑有癌前病变的患者，应进行阴道镜检查及活检以明确诊断。治疗方法应根据病情、年龄、生育要求及医疗条件而分别对待。对 CIN（宫颈上皮内瘤样病变）Ⅲ级者（癌转移率高且常与原位癌并存），原则上以手术治疗为主。对有生育要求的年轻患者可采用宫颈锥形切除术并术后定期随诊。经活检证实为浸润癌者应转送肿瘤专科医院或有治疗经验的医院进行治疗。

对宫颈癌的初筛普查及防治，在社区范围内或主持普查的单位要建立随访制度：建立一个可靠和稳定的随访管理系统，才能保证筛查的全部效力，使宫颈癌患者治疗后的康复得到指导和保证。

（二）实行晚婚和计划生育

宫颈癌的流行病学调查显示它与早婚、早产、多产有密切关系。因此，积极推行晚婚和计划生育，实行优生优育，是预防宫颈癌的重要措施。

（三）讲卫生和保持正当性行为

避免早婚、早育、多产、性生活紊乱。要注意会阴部清洁。妇女要加强月经期、产褥期和性生活卫生，男、女双方应有专用器具洗涤外生殖器，特别是同房前的清洗。月经期和产褥期要避免同房。

（四）加强妇女保健工作

积极治疗妇科疾病，如慢性宫颈炎，宫颈糜烂，白斑，息肉以及生殖道滴虫、真菌等感染。

（五）关注男性健康

应注意包皮的清洁，包皮过长者应进行手术治疗，性生活前应注意清洗干净。

（六）临床异常患者要进行随访

临床异常包括：①性交后或经期之间，或绝经后阴道出血；②宫颈良性病变经电灼、抗生素等治疗后复发者；③可疑宫颈病变，如白斑、肉眼可见肿瘤等。上述患者应转至妇科门诊进行阴道镜检查及活检，以明确诊断。

（七）HPV 疫苗

2006 年问世的 HPV 疫苗是人类历史上第一个预防癌症的疫苗，并获得了美国食品药品监督管理局（FDA）的上市批准。目前，宫颈癌疫苗主要是针对 HPV16 和 HPV18 型病毒。因为约有 70% 的宫颈癌是由于感染了高危型 HPV16 或 HPV18 这两种病毒而引起的，所以接种 HPV 疫苗可以对抗 70% 以上的 HPV 感染并提供至少 5 年的保护。一般来讲，9～26 岁的女性比较适合接种宫颈癌疫苗。由于以性行为为主的接触是 HPV 感染的最主要途径。因此，专家们认为，从疫苗预防效果及卫生经济学的角度讲，最适宜接种的是那些尚未发生性行为的年轻女孩。当然，就像很多疫苗一样，宫颈癌疫苗也不是一个疏而不漏的"金钟罩"。要做到全面预防宫颈癌，最好的方法还是"疫苗＋筛查"的双重保障。

在我国，宫颈癌疫苗接种还没有进入临床应用阶段，现阶段宫颈癌防治工作的重点仍然以筛查为主。因此，女性每年定期进行常规的宫颈癌普查或体检仍然非常重要。在此基础上，有条件的地方应逐步开展宫颈癌疫苗接种。

 哪些人是宫颈癌的高危人群？

宫颈上皮内瘤样病变是发生宫颈癌的癌前病变，其发展成为宫颈浸润癌的危险性是正常人的 7 倍。而容易发生宫颈上皮内瘤样病变的高

危人群主要集中在以下 10 类人中:

1. 有多个性伴侣或性交频繁者。

2. 初次性交年龄低的女性。

3. 其男性性伴侣有其他宫颈癌性伴侣的女性。

4. 现在或既往有单纯疱疹病毒感染的女性。

5. 艾滋病病毒感染的女性。

6. 患有其他性传播疾病,尤其是多种性传播疾病混合存在的女性。

7. 正接受免疫抑制剂治疗的女性。

8. 吸烟的女性。

9. 有过宫颈病变,如患有慢性宫颈炎未及时治疗、CIN 及生殖道恶性肿瘤病史的女性。

10. 曾经患有或正在患生殖道高危型人乳头状瘤病毒感染的女性。

上述高危人群应作为重点筛查对象,及早发现宫颈上皮内瘤样病变,及早治疗。

 宫颈癌治疗结束后要定期复查吗?复查应包括哪些项目?

与其他恶性肿瘤一样,宫颈癌治疗结束后应定期随访复查,复查的目的为及时发现复发和转移病灶,及时治疗。目前多数医生建议治疗结束后一年内应每 2 个月检查一次,第二年每 3 个月检查一次,以后每 6 个月检查一次。每次检查的项目包括妇科盆腔检查、细胞学涂片检查、盆腔和腹部 B 超检查、颈部和腹股沟区淋巴结 B 超检查、胸片检查、鳞状上皮癌相关抗原检查等。如发现可疑复发病灶,可酌情行 CT、MRI 或 PET-CT 检查,或 B 超引导下穿刺活检进一步明确诊断。

(高雨农　蒋国庆)

第十六章

子宫内膜癌

重视妇科体检，呵护子宫健康。

——北京大学肿瘤医院肿瘤妇科主任
高雨农教授为你解读宫颈癌

 一 **什么是子宫内膜癌？**

女性在人类社会中发挥着重要的作用，她们不仅承载着人类繁衍的重任，同时也是人类社会发展进步不可或缺的一分子。女性在一生中经历了从婴儿期到老年期的发展过程，正如身体其他器官一样，生殖系统也经历了逐步成熟的过程。

子宫是女性生殖系统的重要组成部分，它承担着妊娠、分娩的重任。子宫由子宫体和宫颈两部分组成，子宫内膜癌即是发生于子宫体内膜的上皮性恶性肿瘤，它是女性生殖系统常见的恶性肿瘤之一，占女性全身恶性肿瘤的7%，占女性生殖道恶性肿瘤的20%～30%。近年来，子宫内膜癌的发病率明显上升，在欧美等发达国家其发病率高居女性生殖道恶性肿瘤的首位。在我国，其发病率仅次于宫颈癌，位居女性生殖道恶性肿瘤的第2位。

子宫内膜癌的总体预后较好，主要得益于子宫内膜癌早期发现者较多，约75%的患者为早期。

哪些人容易患子宫内膜癌?

子宫内膜癌的确切病因目前还不清楚,但其发病的高危因素一直被人们所关注。其高危因素有:

1. 年龄　子宫内膜癌的好发年龄是 50～69 岁,平均 60 岁,多见于围绝经期和绝经后女性,50 岁以上发生子宫内膜癌者占 70%～80%。40 岁以下患者占 2%～5%,但近年来有报道显示子宫内膜癌发病有年轻化趋势,40 岁以下发生子宫内膜癌的比例上升到 13% 左右。

2. 初潮早与绝经延迟　12 岁以前月经来潮及超过 55 岁绝经者子宫内膜癌的发病率增加。

3. 肥胖　脂肪组织中的芳香化酶可以将肾上腺分泌的雄烯二酮转化为雌酮,脂肪含量高的人经外周转化的雌激素含量高。同时,脂肪组织过多可增加雌激素的储存,结果将导致血浆雌酮水平增高,刺激子宫内膜的生长,发生癌变。子宫内膜癌的风险随体质指数(BMI)的增加而增加。体重超过正常值 15% 的人群患子宫内膜癌的风险增加 3 倍。

4. 高血压　是子宫内膜癌的高危因素之一。子宫内膜癌伴高血压者较多,在对子宫内膜癌患者的调查中发现,约三分之一的人患有高血压。高血压患者患子宫内膜癌的风险是正常人群的 1.5 倍。

5. 糖尿病　糖尿病患者或糖耐量异常者,患子宫内膜癌的风险比正常人群增加 2.8 倍。

肥胖、高血压与糖尿病三者合称为"子宫内膜癌的三联征",约 60%～70% 的子宫内膜癌患者合并三联征中的一种或多种。目前,有观点认为子宫内膜癌是一种代谢性疾病,与脂代谢异常关系密切。因此,重视日常生活中的饮食习惯,调整血糖,控制血压,保持合理的体重非常重要。

6. 不育女性　未生育过的妇女占子宫内膜癌患者的 21% 左右。妊娠及哺乳对子宫内膜及卵巢均具有一定的保护作用。因此,从生理角度讲,丁克家庭不值得提倡。

7. 内源性雌激素水平增高　如多囊卵巢综合征：表现为不排卵，子宫内膜长期处于高水平雌激素的作用下，缺乏孕激素的有效拮抗和周期性的子宫内膜剥脱，从而使子宫内膜发生癌变。还有某些卵巢肿物，如卵巢颗粒细胞瘤、卵泡膜细胞瘤等，分泌较高水平雌激素，可致月经不调、子宫内膜增生和子宫内膜癌。

8. 外源性雌激素的应用　服用外源性雌激素的妇女患病风险增加，为普通人群的 2～10 倍。其发病风险与药物剂量、服用时间长短、是否合用孕激素等密切相关。绝经后服雌激素的患病风险更高。

9. 乳腺癌、遗传性非息肉性结/直肠癌等家族史者　乳腺癌术后部分患者需长期口服他莫昔芬作为辅助治疗，长期口服他莫昔芬增加子宫内膜息肉及子宫内膜癌的发病风险，须定期复查。另外，遗传性非息肉性结/直肠癌（Lynch 综合征Ⅱ型）患者，常同时合并结/直肠癌、子宫内膜癌和卵巢癌。

子宫内膜增生会发生癌变吗？

子宫内膜增生是指发生在子宫内膜的一组增生性病变，从病变过程来看，子宫内膜增生是一个连续的过程。在病理形态学上主要表现为子宫内膜腺体及间质不同程度的增生，造成组织结构的紊乱，同时伴有或不伴有细胞学上的非典型性。绝大多数子宫内膜增生是一种可逆性病变，仅有少数病例可能缓慢发展为癌。

子宫内膜增生的病理分类比较混乱，以往主要分为腺囊性增生、腺瘤性增生及不典型增生。现在这种分类被 WHO 新分类法所取代。WHO1994/2003 版分类将子宫内膜增生分为 4 类：不伴非典型性的单纯性增生、不伴非典型性的复杂性增生、单纯性增生伴非典型性、复杂性增生伴非典型性。

子宫内膜增生的好发因素与子宫内膜癌相同，均与雌激素的长期刺激密切相关。它的好发年龄为 30～40 岁，明显低于子宫内膜癌的发病年龄。

子宫内膜增生发展为子宫内膜癌往往有一个漫长的过程，可长达

10～15年的时间。非典型增生增加了发展为癌的风险，在诊断非典型增生后的1～5年内危险性最高。子宫内膜非典型增生的癌变率在绝经前为3%，绝经后为25%。年龄是癌变的重要高危因素，年龄越大，由非典型增生发展为癌的机会越高。另外，子宫内膜增生的病理类型及分级也是影响癌变的因素，约80%的单纯性增生可自然消退，1%可发展为癌；约3%的复杂性增生可发展为癌；约15%的轻度非典型增生、24%的中度非典型增生及45%的重度非典型增生可发展为癌。

 子宫内膜癌的早期信号有哪些？

子宫内膜癌是一种预后较好的恶性肿瘤，主要是因为子宫内膜癌的发展比较缓慢，且有典型的早期症状，约75%的子宫内膜癌患者可以在疾病早期被发现。

子宫内膜癌的早期症状：

1. 绝经后阴道出血　绝经后阴道出血或不规则阴道出血，是子宫内膜癌最常见的临床表现。最初的出血量少，呈间歇性，有时仅内裤上有少量血迹，或分泌物带有血丝，可间隔数天或数周不等。也偶有出血量多，伴有血块，导致贫血者。未绝经者可能表现为月经紊乱，包括月经间期缩短，月经期延长，经量增多等。因此，围绝经期及绝经后的女性应高度重视阴道的不规则出血，尤其是对于绝经后阴道出血者，不可认为是"青春再现"，要及时就诊，以免延误病情。

2. 阴道分泌物增多　阴道分泌物增多即白带增多，是子宫内膜癌的又一常见症状。一般来说，绝经后女性白带很少，甚至无白带，如果再次出现白带增多，稀薄似水样，应引起高度警惕。

3. 年轻女性如果肥胖、既往有无排卵性功血的病史，伴有不孕，一旦出现异常的阴道出血也应高度警惕子宫内膜癌的发生。

 怎样确诊子宫内膜癌？

当出现子宫内膜癌的上述早期信号时，需要及时到医院就诊。要想明确诊断，还需要进行一系列相关的辅助检查。目前临床上常用的方法包括阴道彩色超声检查、分段诊断性刮宫检查、CT 检查、核磁共振（MRI）检查等。

阴道彩超是目前临床应用比较广泛的检查方法，它的优点是无创伤，诊断准确率可达 70%～90%，但无法获得病理诊断。而分段诊刮能够获得确切的病理诊断，但它有一定的创伤性，需要进行宫腔内的操作来获取一定的组织，从而进行病理诊断。二者各有其特点，无法相互取代。

随着内镜技术的发展，宫腔镜也逐渐开始用于子宫内膜癌的诊断和分期，特别是对病变较小的早期内膜癌，可在直视下取活检，从而提高诊断的准确性。但是，宫腔镜操作需要进行一定压力的膨宫，即通过水压将宫腔扩张以便在镜下直接观察宫腔形态，这种操作有将子宫内膜或病变组织冲入盆腔的可能。因此，宫腔镜用于子宫内膜癌的诊断还存在一定的争议。

MRI 检查能准确显示病变范围、肌层受侵深度和盆腔淋巴结转移情况，因此是目前进行子宫内膜癌术前评估的重要方法，诊断准确率可达 85%～97%，有助于指导临床治疗方式的选择。

六　子宫内膜癌分为哪些类型？

子宫内膜癌的分类不尽相同，目前比较公认的是 2003 年 WHO 女性生殖道恶性肿瘤的分类方案：

（1）子宫内膜样腺癌：是最常见的一种病理类型，占子宫内膜癌的 75%～80%。

（2）浆液性腺癌：占子宫内膜癌的 2%～3%，发病年龄较子宫内膜样腺癌晚 10 年左右，具有高度的侵袭性，预后不良。

（3）透明细胞癌：较子宫内膜浆液性癌少见，多见于老年女性，预后与浆液性癌相似。

（4）子宫内膜黏液腺癌：发病较少见，绝大多数黏液腺癌为临床 I 期，预后较好。

（5）子宫内膜鳞状细胞癌：临床发病罕见，仅占子宫内膜癌的0.5%，预后极差。

（6）未分化癌：占子宫内膜癌的2%，多见于绝经后妇女。预后差。

此外，近年来，由于对子宫内膜癌发病原因的深入探讨，发现大多数子宫内膜癌的发生与雌激素的长期刺激及缺乏孕激素的有效拮抗密切相关。这部分患者多数发病年龄较轻，病程发展缓慢，对内分泌治疗有效，预后较好。还有少数子宫内膜癌患者与激素刺激无关，目前病因尚不清楚，多见于老年女性，对内分泌治疗无效，预后较差。前者称为激素依赖性子宫内膜癌，后者称为非激素依赖性子宫内膜癌。

七　子宫内膜癌的分期、分级及其意义

子宫内膜癌的分期和分级是两个完全不同的概念，不能混淆。前者用于判断患者的疾病期别，后者则是指病理学分化程度。两者在判断预后方面均具有重要价值。子宫内膜癌按分化程度分为3级，G1高分化，G2中分化，G3低分化，高分化者恶性程度低，预后好，低分化者恶性程度高，预后差。目前也有采用两级分级系统进行分级，即低级别和高级别。低级别的分化程度好，预后较好，而高级别的分化程度差，预后差。

子宫内膜癌的分期经历了多次修改，由最初的临床分期发展至现在的手术-病理分期，将一些与预后相关的指标如子宫肌层的浸润深度、宫颈是否受侵犯、淋巴结有无转移等列入了分期中，对判断预后具有较好的指导意义。目前采用的分期标准是2009年新修订的FIGO手术-病理分期，将子宫内膜癌分为四期，Ⅰ期是指病变局限于子宫体；Ⅱ期是指病变累及宫颈；Ⅲ期是指病变超出子宫的范围，已扩散至盆腔；Ⅳ期是指病变已达腹腔或更远的脏器。每一期中又再细分为a、b、c三个亚期。

子宫内膜癌的病理类型、分期、分级对判断预后具有非常重要的意义。不同的病理类型，预后明显不同。子宫内膜样腺癌的预后明显

好于子宫内膜浆液性乳头状腺癌及透明细胞癌；子宫内膜癌的期别越晚，预后越差；子宫内膜癌的病理分级越高，预后越差。

 ## 八 子宫内膜癌的治疗现状如何？

子宫内膜癌的治疗是以手术为主的综合治疗。依据期别的不同，采用的治疗方式亦有所不同。早期子宫内膜癌患者以手术治疗为主，依据有无复发的高危因素决定是否需要选择辅助治疗。晚期子宫内膜癌患者则采用手术、放疗、化疗及激素治疗等综合治疗。

（一）手术治疗

手术治疗是子宫内膜癌的首选治疗方法。

1. 手术目的：一是进行手术-病理分期，确定与预后相关的重要因素；二是切除病变的子宫及其他可能存在的转移病灶。

2. 手术方式：手术前须很好地评估病变的程度，如考虑为早期子宫内膜癌患者，需要进行全面的手术-病理分期来证实。依据术后病理结果判断有无易于复发的高危因素，从而决定是否需要补充放疗或化疗。对于局限于子宫黏膜层及浅肌层的高分化子宫内膜癌患者单纯行全子宫、双附件切除即可，可不常规切除盆腔及腹主动脉旁淋巴结，因为此部分患者淋巴结转移的机会很低，盲目扩大手术范围明显增加了手术并发症的发生概率。对于术前评估已为晚期的子宫内膜癌患者，手术以尽可能缩小瘤体为主，为术后放/化疗及激素治疗创造条件，改善生存率。

（二）放射治疗

放射治疗是子宫内膜癌最重要的辅助治疗方式。目前放疗主要作为中晚期患者、复发患者的术后辅助治疗方法。对于具有复发高危因素的早期子宫内膜癌患者，术后辅助放疗尚存在一定争议，原因是术后辅助放疗仅降低了盆腔局部复发的风险，对远处转移及总生存率无明显改善。同时，术后辅助放疗的并发症较多，尤其是切除淋巴结的患者。以往术后辅助放疗大多选择盆腔外照射，近年来有人对传统的外照射提出异议。多项研究显示，阴道内近距离照射可取得与盆腔外照射相同的治疗效果，而且放疗并发症明显低于外照射。因此，目前比较推崇的是对早期高危子宫内膜癌患者使用阴道内近距离照射。对于Ⅲ、Ⅳ期的子宫内膜癌患者术后需要联合盆腔外照射及阴道内近距离照射。

（三）化疗

化疗主要用于晚期或复发的子宫内膜癌患者。近年来，随着化疗药物种类的增多，化疗在子宫内膜癌的治疗中发挥了越来越重要的作用。它不仅被用于晚期及复发的子宫内膜癌患者，而且在早期具有高危复发因素的子宫内膜癌患者中的应用也受到了广泛关注。

化疗的适应证有：①腹膜后淋巴结转移；②低分化者；③宫旁组织血管、淋巴管受侵；④深肌层浸润者；⑤复发患者；⑥特殊病理类型如子宫内膜浆液性乳头状腺癌及透明细胞癌等。化疗的给药途径主要为静脉全身化疗，对于有盆腔种植转移或腹水细胞学检查阳性的子宫内膜癌患者，也可采用腹/盆腔灌注化疗。

最初用于子宫内膜癌的化疗药物大多为单一药物化疗。常用药物为阿霉素、环磷酰胺、顺铂、卡铂及紫杉醇等。一般来说，单一化疗药物的有效率在 20%～40% 左右，疗效较肯定，但有效时间较短。近年来，以多种药物联合化疗取代单一药物化疗已成为现代抗癌治疗的趋势和方向。目前的研究表明，联合化疗较单一药物化疗的疗效更加明显。阿霉素联合顺铂方案是目前治疗晚期及复发子宫内膜癌的首选化疗方案，缓解率可达 60% 左右。子宫内膜癌中尚有一些较为特殊的病理类型如透明细胞癌、浆液性乳头状腺癌等，属非激素依赖性子宫内膜癌，治疗效果较差。目前，对于这些特殊病理类型的子宫内膜癌推荐使用 TC 方案（紫杉醇＋卡铂）作为首选的化疗方案，取得了较好的临床效果。

 ## 九 子宫内膜癌的内分泌治疗

子宫内膜癌是一种激素依赖性恶性肿瘤，其发病与雌激素的长期刺激及缺乏孕激素的有效拮抗密切相关。绝大多数子宫内膜癌表现为雌、孕激素受体阳性。因此，应用雌、孕激素受体拮抗剂或抑制剂可能达到治疗的效果。目前，子宫内膜癌激素治疗的药物主要有高效孕激素、选择性雌激素受体调节剂（selective estrogen receptor modulator, SERM）、GnRH 激动剂（GnRH-α）和芳香化酶抑制剂等。

（一）孕激素

子宫内膜癌的孕激素治疗主要应用于以下几种情况：①晚期或复发的子宫内膜癌患者，作为手术后的辅助治疗方法；②因严重并发症不适宜接受手术治疗者，作为姑息治疗的手段之一；③对年轻的早期子宫内膜癌患者，用内分泌治疗保留患者的生育能力。

对于孕激素的种类和应用方案，现大多数主张单独应用大剂量孕激素，如醋酸甲羟孕酮（200～500）mg/d 口服或醋酸甲地孕酮（160～320）mg/d 口服或己酸孕酮 1～3 g，每周肌注 1 次，应用时间不应少于 1～2 年。孕激素亦可与化疗药物联合应用，以提高对子宫内膜癌的治疗疗效。孕激素治疗的常见副作用有轻度体液潴留、消化道反应和精神抑郁，长期用药还会导致肝功能异常及凝血功能异常，在用药期间，要定期复查肝功能、凝血功能，警惕血栓形成或栓塞发生。在用药期间，多数患者会出现食欲增强，体重增加，停药后会逐渐恢复。

（二）他莫西芬

他莫西芬是第一代选择性雌激素受体调节剂，为非甾体类抗雌激素药物，它通过与雌激素竞争受体而起到抗雌激素的作用，并能提高肿瘤组织中的孕激素受体含量，通过高效孕激素治疗达到抗肿瘤作用。目前主要用于晚期及复发的子宫内膜癌患者，多数与孕激素联合应用。常用剂量为（20～40）mg/d。

（三）芳香化酶抑制剂（AIs）

绝经后女性体内仍存在低浓度雌激素，这部分雌激素的来源主要是机体在外周组织如脂肪组织中转化而来。在转化过程中需要芳香化酶的参与。如果采用芳香化酶抑制剂治疗，可抑制外周组织中雌激素的转化，降低血浆中雌激素的水平，从而达到治疗目的。大量的临床研究显示芳香化酶抑制剂在乳腺癌的治疗中取得了可喜的结果，其作用优于他莫西芬。但针对子宫内膜癌的治疗报道较少，结果也不如预期，目前仅作为晚期复发子宫内膜癌的辅助治疗药物。

总之，内分泌治疗作为子宫内膜癌的特有的辅助治疗方法，尽管尚不完善，但已经取得了一定的临床效果。

 术后随访应注意哪些问题?

子宫内膜癌的复发约 75% 发生在术后 3 年内，期别越晚，复发的机会越高。而且一旦复发，治疗难度明显增加，治疗效果较差。因此，首次治疗结束后应定期复查，以便早期发现复发迹象。

常见的复发部位包括盆腔复发和远处转移，盆腔复发约占 55%，远处转移约占 45%。最常见的盆腔复发包括阴道断端的复发和盆腔淋巴结的转移，最常见的远处转移部位包括肺、肝、骨及远处淋巴结等。

随访时间一般为术后 2 年内每 3 月复查 1 次，术后第 3 年每 4～6 月复查 1 次，4～5 年每半年复查 1 次，5 年以后每年复查 1 次。子宫内膜癌患者应终生随访。

子宫内膜癌患者随访的内容包括：详细询问病史（有无新发症状）、盆腔检查（妇科三合诊检查）、阴道细胞学涂片（TCT 检查）、胸片检查、血清 CA125 检测、盆腔及腹部超声检查、必要时行 CT 及 MRI 检查。目前，PET-CT 检查在筛查肿瘤的早期复发征象方面表现出极大的优势，准确率高，但费用昂贵，尚未普及。

 影响子宫内膜癌预后的因素有哪些?

1. 手术-病理分期　期别越早，预后越好。子宫内膜癌的 5 年生存率I期为 81%～91%，II期为 67%～77%，III期为 32%～60%，IV 期为 5%～20%。

2. 病理类型　子宫内膜样腺癌的预后最好；子宫内膜浆液性乳头状腺癌及透明细胞癌的恶性程度高，预后差；而子宫内膜鳞状细胞癌及未分化癌恶性程度更高，预后最差，但发病率极低。

3. 组织学分级　子宫内膜癌依据分化程度的高低分为高、中、低分化三级，即 G1 级高分化，恶性程度低，预后好；G2 级中分化，预后较好；G3 级低分化，恶性程度高，预后差。G1、G2、G3 级子宫内膜癌患者的 5 年生存率分别为 92%、87% 和 74%，肿瘤淋巴扩散的发生率分别为 2%、25%、42%。

4. 肌层浸润　肌层浸润深度越深，发生血液及淋巴结转移的机会就越高，预后越差。局限于子宫内膜的肿瘤子宫外扩散的风险为 8%，侵犯肌层内 1/3 的肿瘤扩散风险为 12%，而侵犯肌层全层时的扩散风险为 46%。病变局限于子宫内膜者，淋巴结转移率小于 1%，深肌层受累时盆腔淋巴结转移率为 25%，腹主动脉旁淋巴结转移率为 17%。肌层浸润是独立的预后因素。

5. 淋巴、血管间隙受累（LVSI）　是预示复发和转移的重要因素。淋巴、血管间隙受累患者发生复发和转移的机会明显增加，即使是早期的子宫内膜癌患者，如果淋巴、血管间隙受累，其 5 年生存率也低于未受累者。

6. 淋巴结转移　也是影响子宫内膜癌预后的重要因素。有淋巴结转移者，复发风险是无淋巴结转移者的 6 倍。前者无瘤生存率为 54%，后者为 90%。腹主动脉旁淋巴结转移者较单纯盆腔淋巴结转移者预后差。

7. 受体表达情况　雌激素受体（ER）及孕激素受体（PR）阳性者预后明显好于受体阴性者，治疗的反应性也好于受体阴性者。

8. 年龄　非常直观的影响因素。一般来说，年龄越轻，治疗效果越好，预后越好；年龄越大，预后越差。50 岁以下子宫内膜癌的 5 年生存率为 96.3%，51～60 岁者为 87.3%，61～70 岁者为 78%，71～80 岁者为 70.7%，80 岁以上者为 53.6%。

（高雨农　高　敏）

第十七章

淋 巴 瘤

> 别让自己的健康卫士伤了你。
>
> ——北京大学肿瘤医院淋巴肿瘤内科主任
>
> 朱军教授为你解读淋巴瘤

 何为淋巴瘤？

　　淋巴细胞是人体的健康卫士，他们抵抗外来细菌、病毒等的入侵，清除机体内衰老坏死的细胞，维护着机体内环境的"整洁有序"。淋巴细胞是一个"多民族大家庭"，至少有三大谱系：从胸腺发育而来的淋巴细胞称为 T 细胞，从骨髓发育而来的淋巴细胞称为 B 细胞，还有一些细胞是"天然杀手"，称为 NK 细胞。这些淋巴细胞发育成熟后就会"离开家庭、走向社会"，迁徙到全身的淋巴结和其他淋巴组织，包括脾和扁桃体等。蚕豆状的淋巴结成群地分布在淋巴管汇集的部位和静脉周围，筑起了保护人体健康的"防御性长城"。另外，除毛发、指甲、角膜以外的其他组织和器官，如胃肠道、支气管、泌尿系统、生殖系统、皮肤、甲状腺等也广泛分布着大量的淋巴组织，共同组成保护人体健康的淋巴免疫系统屏障（见图 17-1）。

　　淋巴细胞的天性就是永无休止的战斗，几乎遍布全身的淋巴结和淋巴组织就是它们的战场。因此，从我们出生到生命终老，这两大主战场上就充斥着激烈的厮杀。在长期的战斗环境和紧张的工作压力下，淋巴细胞发生量变和（或）质变也就不足为奇了。淋巴细胞发生了恶变即称为淋巴瘤。

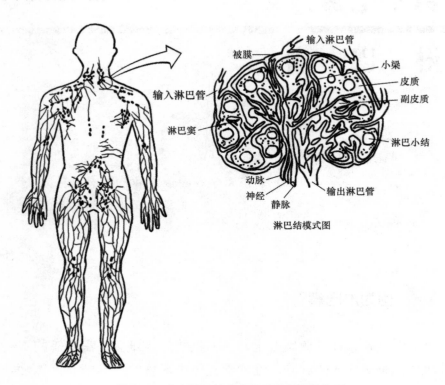

图 17-1　全身淋巴结分布图及淋巴结结构图

 淋巴瘤有哪些临床表现？

淋巴细胞既可以在它的出生地（胸腺、骨髓）发生恶变，也可以在它战斗的岗位上（淋巴结、脾、扁桃体及全身其他组织和器官的淋巴组织）出现变化，所以，其临床表现是复杂多样的，用"千变万化"来形容毫不夸张。

1. 淋巴瘤最典型的表现是浅表部位的淋巴结无痛性、进行性肿大，表面光滑，质地较韧，触之如乒乓球感，或像鼻尖的硬度。以颈部和锁骨上淋巴结肿大最常见，腋窝、腹股沟淋巴结次之。也有患者以深部的淋巴结肿大为主要表现，如纵隔、腹腔、盆腔淋巴结肿大，起病较隐匿，发现时淋巴结肿大往往已比较明显。

2. 进行性肿大的淋巴结可能对周围的组织器官造成影响或压迫，并引起相应的症状。如纵隔巨大淋巴结可压迫上腔静脉，导致血液回流障碍，表现为面颈部肿胀、胸闷、胸痛、呼吸困难等；盆腔和腹腔巨大淋巴结可压迫胃肠道、输尿管或胆管等，造成肠梗阻、肾盂积水或黄疸，并引起腹痛、腹胀。

3. 淋巴瘤也可以侵及淋巴系统以外的器官，表现为相应器官的受侵、破坏、压迫或梗阻。如胃肠道淋巴瘤的表现如同胃癌和肠癌，可出现腹痛、胃肠道溃疡、出血、梗阻、压迫等症状；皮肤淋巴瘤常被误诊为银屑病、湿疹、皮炎等；侵及颅脑，可能出现头痛、视物模糊、言语障碍、意识不清、性格改变、部分躯体和肢体的感觉及运动障碍，甚至瘫痪；侵及骨骼，可致骨痛、骨折；侵及鼻咽部，可出现鼻塞、流涕、鼻出血等，类似于鼻咽癌的表现。

4. 淋巴瘤是全身性疾病，因此，除了上述局部症状，约半数患者还可能出现发热、盗汗、乏力、消瘦、食欲缺乏、皮疹、瘙痒、贫血等全身症状。

由此可以看出，如果是浅表部位的淋巴结肿大为主要表现，有可能会提醒我们早发现，深部病灶往往长到比较大的时候才有症状，因此很难早诊断。好在淋巴瘤的分期并不像其他恶性肿瘤那样重要，分期只是决定预后的多个因素之一，病理类型以及肿瘤细胞对化疗方案是否敏感更加重要，因此，不必因为病情发现较晚就感到绝望和懊恼。

 淋巴结肿大或淋巴组织增生就是淋巴瘤吗？

尽管人类生存的环境并不理想，淋巴细胞压力重重，但庆幸的是，这是一群坚强的战士，发生质变、恶变的少之又少。因此，与胃肠、肺、乳腺等恶性肿瘤相比，淋巴瘤是相对少见的恶性肿瘤类型。虽然在全球各个国家和地区的发病率并不一致，但通常为（2～5）/10万人，在全部恶性肿瘤的发病率排位中仅排在第8～10位。何况，淋巴细胞的职能就是人体的卫士，淋巴结和淋巴组织就是主战场，因此，每个正常人在其一生中都会反复发生淋巴结肿大和淋巴组织增生。尤其是双侧颌下和腹股沟淋巴结，前者的主要功能是监测和对抗口腔、鼻咽部的炎症反应，后者主要是监测和对抗双下肢、外阴及肛周的炎症反应。在我们一生中，这些部位几乎不可避免地会发生或多或少的感染和炎症反应，出现不同程度的淋巴结肿大也就不足为奇了。大多数情况下，炎症反应消除后，增生肿大的淋巴结也会恢复至正常大小，但如果是长期、慢性炎症刺激，增生、肿大的淋巴结就难以彻底恢复原貌。但这些淋巴结中的淋巴细胞本质是好的，并没有发生恶变，称为淋巴结良性疾病，如慢性淋巴结炎、淋巴结结核、结节病等，此时淋巴结的肿大常较轻，质地较软，有触痛感，抗炎或抗结核治疗有效。

事实上，淋巴细胞从良性到恶性的转变是一个量变到质变的过程。有些淋巴结病变可能介于良、恶性之间，很难做出一个肯定的诊断，或者是一种低度恶性的（也可称为惰性）淋巴瘤。但经过一定时间的演变，有些病变可能彻底转化为恶性度高的（即侵袭性）淋巴瘤，即可能从低度恶性淋巴瘤转化为恶性程度更高的淋巴瘤，对生命造成威胁，需要积极治疗。

淋巴结还是人体的"清洁滤器"，各种恶性肿瘤进展到一定程度都有可能在相应的淋巴引流区域出现淋巴结转移。例如，头颈部恶性肿瘤、肺癌、胃癌、食管癌、乳腺癌晚期会出现颈部和锁骨上淋巴结转移；妇科肿瘤、泌尿系统肿瘤或下肢肿瘤会出现盆腔、腹股沟淋巴结肿大等，因此，淋巴结肿大还需要与淋巴结的转移癌相鉴别。无论哪种恶性肿瘤转移到淋巴结，都要以治疗原发肿瘤为根本原则，例如，肺癌淋巴结转移，应该治疗肺癌本身。

（四）如何鉴别诊断淋巴结的良、恶性疾病？

淋巴瘤的发病部位不一，临床表现多样，与其他肿瘤相比，诊断更为困难。最常需要鉴别的是良性疾病引起的淋巴结增生、肿大，此外，还需要与淋巴结转移癌相鉴别。此时的主要依据是病理诊断，也就是在显微镜下寻找恶性细胞。医生丰富的从医经验、高水平的望闻问切、视触扣听、精细的检查和化验，有助于提出正确的诊断方向、可能的疾病类型以及适宜的诊断手段，但都不能替代病理诊断。

由此可以看出，病理诊断是淋巴瘤，也是所有恶性肿瘤诊断的"金标准"。不管病灶的深浅、位置、大小、形状、硬度如何，必须进行病理活检才能诊断或排除淋巴瘤。浅表淋巴结可以行切除活检，深部病灶则需要在 B 超或 CT 引导下行粗针穿刺活检。胃肠道、鼻咽部、呼吸道病灶可以行内镜检查并取组织活检，胸腔或盆、腹腔病灶可以行胸、腹腔镜检查和活检，必要时可能需要开腹、开胸探查取病理组织。虽然比较麻烦，但对于确诊淋巴瘤是不可缺少的。即便过去曾经患过淋巴瘤，再次出现淋巴结肿大，考虑复发时也要尽量再取组织进行病理诊断。一方面是为了明确淋巴瘤是否复发，另一方面是因为某些淋巴瘤类型可能会发生病理转化，转变为其他类型的淋巴瘤，治疗和预后往往也会随之而变。

有的患者可能会担心这些穿刺和活检可能会造成淋巴瘤细胞转移。从理论上说，这种情况是存在的，这种猜想也是合理的。但是从逻辑上分析，如果真是淋巴瘤或者其他恶性肿瘤，即便不穿刺，恶性肿瘤细胞也会突破肿瘤病灶的包膜并侵犯到邻近、甚至远处的器官组织，即便不突破包膜，恶性肿瘤细胞也会侵入肿瘤内部丰富的血管和淋巴管，随着血液和淋巴液广泛播散，这是恶性肿瘤的特性。何况，在穿刺或者活检后不久，如果病理诊断明确了，绝大多数患者会立即接受治疗。而如果不做穿刺或活检，就得不到正确的病理诊断，选择任何治疗都是盲目的，误诊误治的概率极高，既不符合医疗规范，也会给患者造成极大的伤害。

如果病理诊断初步考虑为淋巴瘤，还需要进行多种免疫组化染色进一步确诊。即便确诊了淋巴瘤，也要继续进行病理分型，因为目前已知淋巴瘤有近 70 种类型，不同类型淋巴瘤的治疗方法和治疗方案，以及治疗效果和预后的差别都非常明显。

由于患病的淋巴结和淋巴组织是人体的健康屏障，是人体抵御入侵者和整顿内部环境的"战场"，常常"满目疮痍、敌我难辨"，在良、恶性疾病之间有时难以鉴别。因此，与其他恶性肿瘤相比，淋巴瘤的病理诊断更为困难，也更容易被误诊。这是由人体淋巴组织的特殊使命和当今医学的局限性造成的，即便全世界最优秀的病理专家也难以做到百分之百的正确诊断和分型。对于有疑问的病例，可能需要多位经验丰富的病理专家进行会诊。甚至为了取得满意的病理组织需要反复取活检，虽然繁琐又延误时间，但是本着对患者高度负责的态度，这是必需的过程，需要患者和家属的理解和耐心。

五　确诊淋巴瘤后还需要做哪些检查?

淋巴细胞和淋巴结、淋巴组织分布全身的特性，决定了淋巴瘤是一类全身性疾病。起病时往往不止一个病灶，除了毛发、指甲、角膜外，全身有淋巴组织和淋巴结的部位都有可能受到侵犯，包括血液和骨髓。因此，在淋巴瘤诊断明确后，还应对全身病灶的部位、多少、大小等进行全面评估和检查，目的有两个：①对疾病进行分期：同种类型的淋巴瘤，如果分期不同，治疗原则、疗程和预后往往也有较大差别；②留存起病初期的基础数据，便于在治疗后对治疗方案的疗效进行评估，决定是继续原方案治疗还是调整剂量或更换更有效的方案。不同的淋巴瘤类型、不同的发病部位，需要检查的项目也不同，但一般都包括浅表淋巴结B超检查（至少包括双侧颈部、颌下、锁骨上、腋窝和腹股沟淋巴结）、胸部增强CT检查、腹/盆腔增强CT检查或B超检查、骨髓穿刺涂片或活检。有时可能还需要做鼻咽、胃肠和呼吸内镜检查，或腰椎穿刺检查脑脊液，以明确中枢神经系统是否受到侵犯，必要时还要注射化疗药物。

另外，还需要常规检查血象、肝肾功能、血糖、血脂、乳酸脱氢酶、β2微球蛋白、红细胞沉降率、心电图或心脏超声，以及病毒性肝炎、艾滋病毒、梅毒等感染情况。这些项目主要是为了判断患者的身体状况是否能够耐受化疗？心、肺、肝、肾等重要脏器是否有严重的功能缺陷，是否需要其他科治疗保驾护航？化疗药物和剂量是否需要调整？有无影响预后的不良因素等。因此，在耐心取得病理诊断后、初次治疗之前，等待淋巴瘤患者的检查项目还有很多，花费较高，等待时间较长，但这也是正确诊断的一个重要内容和过程，与后续治疗能否安全、顺利进行直接相关，也是正确选择治疗方案的必要前提。

患者可以放心的是，绝大多数淋巴瘤类型的Ⅰ期和Ⅱ期之间、Ⅲ期和Ⅳ期之间治疗和预后差别不大，因此，等待1～2周的时间进行化疗前的全面检查是安全的。当然，对于有严重症状的患者可能发展极快，属高度侵袭性的淋巴瘤类型，如伯基特淋巴瘤、淋巴母细胞性淋巴瘤等，就需要尽快治疗。

确诊淋巴瘤后是否需要立刻治疗？如何选择治疗方案？

按照"世界卫生组织淋巴系统肿瘤病理分类标准"，目前已知淋巴瘤有近70种病理类型，大体可分为霍奇金淋巴瘤和非霍奇金淋巴瘤两大类。

在我国，霍奇金淋巴瘤占淋巴瘤的9%～10%，是一组疗效相对较好的恶性肿瘤，分两大类，共五种类型，即四种经典型霍奇金淋巴瘤和一种以结节性淋巴细胞为主的霍奇金淋巴瘤。在经典型霍奇金淋巴瘤中，结节硬化型和混合细胞型最为常见，治疗方案相对简单经济，治疗效果较好，远期生存率也比较高。局限期（Ⅰ～Ⅱ期，早期）霍奇金淋巴瘤可以选择化、放疗联合的治疗模式，也可以单纯选择ABVD方案化疗，10年生存率可达70%～80%。但早期患者如果伴有比较多的不良预后因素，以及晚期患者，则予以BEACOPP方案为首选的一线治疗方案，必要时也可以联合放疗，10年生存率仍然可以达到50%～60%。结节性淋巴细胞为主型霍奇金淋巴瘤是预后最好的淋巴瘤类型，10年的生存率达到95%，可惜的是这类淋巴瘤比较少见，在霍奇金淋巴瘤中的比例不足10%。

在我国，非霍奇金淋巴瘤占全部淋巴瘤病例的90%左右，并且近十几年来发病率逐年升高。非霍奇金淋巴瘤分为B细胞型和T/NK细胞型两大类。B细胞型淋巴瘤占70%左右，又进一步分为高度侵袭性、侵袭性和惰性淋巴瘤三大类；T/NK 细胞型淋巴瘤约占 30%，主要分为高度侵袭性和侵袭性两大类。随着基础和临床研究的不断发展，淋巴瘤的分类还在进一步细化和完善。

弥漫大 B 细胞淋巴瘤是非霍奇金淋巴瘤中最常见的类型，约占 40% 以上。这也是一组有治愈希望的淋巴瘤。Ⅰ～Ⅱ期、没有危险预后因素的患者可以选择美罗华＋CHOP 的化疗方案 3～4 个周期，根据病情可联合局部放疗，不宜放疗者可行 6～8 个周期化疗。Ⅲ～Ⅳ期、有危险预后因素的患者应该行 6～8 个周期化疗。美罗华是第一个应用于临床治疗的免疫靶向治疗药物，尽管价格昂贵，但该药使弥漫大 B 细胞淋巴瘤的治疗有效率和总生存率都可提高 15%～20% 的提高，而且与传统化疗药物不同，该药对血液系统和肝肾功能的毒性较小。正是美罗华的应用帮助人类首次实现了靶向治疗恶性肿瘤的梦想。

外周 T/NK 细胞淋巴瘤是非霍奇金淋巴瘤的另一大类，包括多种类型，在我国和其他亚洲国家更为常见，但遗憾的是这类淋巴瘤对现有的化疗方案疗效都较差。一般参考弥漫大 B 细胞淋巴瘤的化疗方案，但是由于这类淋巴瘤细胞表面没有美罗华的治疗靶点，所以不能应用美罗华。即使初期治疗有效的患者也很容易出现复发或病情进展，因此，大多数Ⅲ～Ⅳ期、尤其是伴有多个不良预后因素的患者，在获得缓解后建议继续进行大剂量化疗联合自体造血干细胞移植进行巩固治疗，有些病例甚至需要考虑异基因造血干细胞移植。尽管经历了许多大强度的治疗，这类淋巴瘤患者的长期生存率仍然较低，五年生存率不足 30%，是淋巴瘤治疗中的"困难户"。正因如此，近年来针对该领域研制的新药也比较多，正在进行许多临床试验，有些新药的初步结果很令人鼓舞。

惰性淋巴瘤也是非霍奇金淋巴瘤的一大类型，包括多种 B 细胞和 T 细胞亚型。这组淋巴瘤进展较为缓慢，可以长期带病生存，甚至不太影响患者的生活质量。目前即使进行大强度的治疗也无法保证根治这组淋巴瘤，而适当的观察或小强度的化疗可以延长患者的无病生存时间，让患者生活的更加乐观、更接近健康人的生活状态。因此，在没有严重的症状或不适，病情进展不快的情况下，可以适当推迟治疗的时间。但部分惰性 B 细胞淋巴瘤患者，可能会进展成侵袭性淋巴瘤类型，此时就需要积极治疗。

不同的淋巴瘤类型，治疗的原则不同，治疗方案和疗程也不同；即便是同一种类型，不同的分期、不同的部位和预后条件、不同的年龄，治疗也不完全相同；血象、肝肾功能、心脏疾病、糖尿病、肝炎等都会影响到治疗方案的选择和药物剂量的调整。

尽管临床表现多样，诊疗过程复杂，不易早期诊断，但幸运的是淋巴瘤现在已经成为不多的可以完全治愈的恶性肿瘤之一。尤其是自 20 世纪 90 年代起，淋巴瘤的基础研究、临床诊断和治疗成为恶性肿瘤中进步最快的领域之一，目前通过化疗或联合放疗，大部分淋巴瘤类型有希望得到治愈或实现长期生存，甚至分期极晚、症状很重的一些病例，正确治疗后仍然可能获得比较满意的疗效。

 淋巴瘤治疗过程中需要注意哪些事项？如何与医生配合顺利完成治疗？

全部检查结束后，医生会根据病情和病理类型决定是否开始治疗、采用何种治疗方案、大概的治疗计划等。此时，主管医生与患者、家属之间的沟通非常重要，双方需要坦诚的谈论病情、治疗方案、剂量、大概的治疗计划、费用、有效率、可能的不良反应、如何处理不良反应、将来的复发率、复发后可能的治疗原则等。

由于现代医学信息交流的便捷与通畅，各种交流很频繁，国内很多肿瘤的治疗规划、方案和剂量都是遵循国际的基本规范进行，根据患者的身高、体重、体表面积等计算治疗剂量。淋巴瘤也不例外。患者之间存在个体差异，医生会根据肝肾功能、心脏功能、血象、血糖及其他并发症等做适当的调整。在治疗过程中会常规对各种常见的不良反应做预防性处理，如止吐，使用保护肝肾功能、心功能的药物等。即使如此，也不能完全避免某些不良反应的出现，几乎所有的化疗药物都有骨髓抑制、脱发、胃肠道反应、肝肾功能损伤等副反应，只是发生程度和侧重面不同而已。因此，为了能够安全、按时地开始下一个周期的化疗，如有异常情况应及时向主管医生和值班医生报告病情变化，并按照要求定期复查血象及肝肾功能。

任何一种化疗方案都不可能达到 100％的疗效，是否有效主要与患者的个体差异有关，有的患者天然携带某些耐药基因，对某些化疗药物天生耐药，所以，一般每化疗 2～3 个周期后要进行一次评估疗效的检查。评估疗效的目的是为了评价治疗方案的效果，如果没有达到理想效果，可能需要增加剂量或者更改治疗方案。检查项目基本与第一次的检查项目相同，有病灶的部位是复查的重点。

 淋巴瘤治疗结束后是否就高枕无忧了？能够预防复发吗？

经过化疗或联合放疗后达到完全缓解的恶性肿瘤患者，并非就彻底根除了肿瘤细胞，这种完全缓解只是一种临床意义上的初步治疗成功，实际上此时体内还可能残留许多肿瘤细胞，只是用目前常用的 CT、B 超、PET-CT 和血液学检查还难以检测到而已。例如，霍奇金淋巴瘤和弥漫大 B 细胞淋巴瘤，虽然初治的有效率很高，完全缓解率也很高，但仍有约四分之一至三分之一的病例会复发。外周 T 细胞淋巴瘤的复发率就更高了。而大多数惰性淋巴瘤用目前的治疗方法也是基本不可能完全治愈的，或早或晚都可能会复发。

哪些措施能够预防复发呢？目前，临床研究的数据显示，仅对于滤泡性淋巴瘤有比较肯定的结论，认为单药美罗华维持治疗，每 2～3个月一次，可以延缓复发的时间，是否能够减少复发的概率还不得而知。对于其他 B 细胞淋巴瘤类型，结论不是非常肯定，通常要依据具体病例的临床病理特点和治疗过程综合分析。对于其他类型淋巴瘤，还没有预防复发的确切、有效的措施。

因此，淋巴瘤治疗结束后不能掉以轻心，仍然需要定期复查。治疗结束后前两年复发的风险比较高，复查的频率要高一些，通常 3～4个月复查一次，两年后可半年复查一次，五年后可改为每年复查一次，坚持终身。虽然通常把治疗后五年不复发作为肿瘤治愈的判断标准，但不同类型淋巴瘤之间的差别比较大，例如，惰性淋巴瘤由于不能根治随时都可能复发，而伯基特淋巴瘤在治疗结束一年后就很少复发了。

检查的项目依病变部位、病理类型而定，总之，原来的患病部位是复查的重点，其他部位及血液学检查也要兼顾。

PET/CT 是当前一种重要的医学检查手段，它不仅能够显示肿瘤病灶的大小，还可以显示肿瘤内部的代谢活性，尤其对于淋巴瘤，常规 CT/B 超有时候难以判断稍大的淋巴结是正常淋巴结？淋巴结增生？还是淋巴瘤侵犯，此时 PET/CT 就具有较好的判断价值。但是每种医学检查手段都有自身的局限性，PET/CT 也不例外，高度敏感性的同时也会带来一定的误诊率，此外价格也比较昂贵，而且不在医保报销范围之内。目前在淋巴瘤界，对于 PET/CT 用于霍奇金淋巴瘤的分期、评效检查是持肯定态度的，作为弥漫大 B 细胞淋巴瘤的分期、评效检查手段也是比较肯定的，在其他类型淋巴瘤分期、检查中也有一定的应用价值，主要与操作水平、判断标准和疾病特点有关，是否需要做主要根据病例的临床特点而定。

但是，通常不把 PET/CT 作为常规的随访检查手段。在临床上可疑病情复发，或者某些 B 细胞低度恶性淋巴瘤可能向侵袭性淋巴瘤发生转化时，为判断病情或者指导更加精确的病灶定位活检，可以考虑进行 PET/CT 检查。

 九 初次治疗效果不好或者复发了，是否意味着失去了治愈的希望？

虽然和其他绝大多数恶性肿瘤相比，淋巴瘤的整体治疗效果和预后结果较好，但是这主要是指接受一线治疗的初治患者。如果一线治疗效果不佳，虽然对多数淋巴瘤类型而言，复发的患者再次接受规范治疗后仍然幸运的有 30～50% 的有效率，某些惰性淋巴瘤的有效率更高。但是在此需要特别强调的是，即便二线方案效果不错，但是也很难通过常规化疗获得治愈。患者可能对很多方案有效，但是却不能根除淋巴瘤，往往在数个周期化疗后病情再次进展，再更换方案可能仍然有效，但是不久后再次进展，如此反复迁延，人体被肿瘤和各种治疗折磨消耗的羸弱不堪，而肿瘤却在这场持久战中被锻造的更加顽固和耐药，在不太久的时间内，肿瘤终将会战胜人体。因此，诊断淋巴瘤之后的首个治疗方案是决定能否治愈的关键所在，建议到正规、有经验的治疗中心就诊。

无论哪种类型的淋巴瘤，经过更改化疗方案再次治疗后，绝大部分患者会再次复发，如果单纯依靠常规剂量的普通化疗，侵袭性非霍奇金淋巴瘤和霍奇金淋巴瘤患者很难获得治愈的机会，因此对于这类淋巴瘤，如果是年轻患者，建议在第二次治疗效果比较好的情况下，要尽早考虑大剂量化疗联合自体干细胞移植，部分患者仍然有希望治愈。必要的时候甚至需要异基因干细胞移植。惰性淋巴瘤患者虽然一而再、再而三的治疗仍然有效，但是大部分类型的有效持续时间会越来越短，复发的频率越来越高，疗效越来越差，因此年轻患者也要考虑干细胞移植这类积极地治疗方式。

某些细胞治疗不作为淋巴瘤的常规治疗手段，初治患者应该以正规化疗或者放疗为主，对于某些复发难治患者可以根据病情酌情选择。

患过淋巴瘤是否就被打上了终身患病的烙印？

随着淋巴瘤治疗效果的极大改善，许多患者能够长期生存、甚至结婚生育，从表面上看和普通人群没有差别，但是远期并发症和生活质量却是长期生存的淋巴瘤患者不容忽视的重要问题，如第二肿瘤、心血管疾病、不孕不育、心理障碍等。

淋巴瘤患者治疗结束 10 年后出现第二肿瘤的发病率明显高于普通人群，一线方案联合放疗的患者发生第二肿瘤的概率更高。肺癌和乳腺癌是最常见的继发肿瘤，患者应每年进行 X 线胸片或 CT 检查。女性患者应定期自检乳腺，每年进行乳腺健康查体。接受胸部或腋窝放疗的患者，在治疗结束后 8～10 年或 40 岁后应每年进行乳腺磁共振成像筛查。

一些抗肿瘤药物和纵隔放疗可产生心脏毒性作用，幸存者出现症状或发生致死性心脏病的风险显著增加，并且大多数患者同时具有其他的心脏病危险因素。因此，对于血压和血脂异常的患者应进行积极地监测和治疗。出现进行性疲乏或胸痛症状的患者应进行心血管专科检查。对于妊娠的女性患者，由于心脏压力显著增加，应进行心功能监测。

约50%长期生存的淋巴瘤患者可合并甲状腺功能异常，尤其是曾接受颈部和上纵隔放疗的女性患者发病率更高。最常见的是甲状腺功能低下，甲状腺功能亢进及甲状腺良、恶性结节也较常见，并与放射剂量有关。因此，对治疗后的淋巴瘤患者应每年进行甲状腺功能检测，异常者应常规给予激素替代治疗，甚至可能需要终生服药。

盆腔放疗及烷化剂、丙卡巴肼化疗对性腺的毒副作用极大，尤其是处于青春期的患者更为敏感脆弱，可导致患者性腺功能低下和不孕不育。

因此，建议淋巴瘤幸存患者定期到专业肿瘤医院进行随访并持续终生。

 十一 **如何让家人远离淋巴瘤？亲人会被传染吗？子女会被遗传吗？**

目前尚未完全发现淋巴瘤的明确病因，较为公认的是某些感染因素可能与某些类型淋巴瘤的发病有关。例如，人类免疫缺陷病毒（艾滋病病毒）感染患者最常罹患的恶性肿瘤就是淋巴瘤，发病率比普通人群高60~100倍；霍奇金淋巴瘤、伯基特淋巴瘤和鼻NK细胞淋巴瘤的发病可能与EB病毒感染有关；HTLV-1病毒与成人T细胞淋巴瘤/白血病密切相关；幽门螺杆菌是胃MALT淋巴瘤的可能病因；丙型肝炎病毒与脾淋巴瘤相关；鹦鹉衣原体感染与眼附属器淋巴瘤的发生相关。

机体免疫功能异常、自身免疫性疾病、器官移植后长期大量应用免疫抑制药物、老龄化很可能是近年来淋巴瘤发病率明显增加的重要原因。放射线、杀虫剂、除草剂、染发剂、重金属、苯等物理因素和化学品也可能与淋巴瘤的发病相关。目前尚未发现淋巴瘤有非常明显的遗传倾向和家族聚集性。

虽然有的家庭可能出现不止一个淋巴瘤患者，但是目前尚未发现淋巴瘤有非常明显的遗传倾向和家族聚集性，这与家族性乳腺癌、结肠癌是完全不同的概念。此外，如上文所述，虽然淋巴瘤的发病原因很可能与部分细菌病毒有关，但是肿瘤发生的机制非常复杂，感染只是其中一个外在因素，目前也没有发现淋巴瘤有传染的倾向性和群发性。因此，作为淋巴瘤患者的亲属，淋巴瘤的发病风险并不会明显高于普通人群。

但是，如果接受过大剂量、多疗程化疗，尤其是某些影响生殖功能的药物，建议患者在治疗期间避免生育；为了孩子的健康和家庭的幸福，也建议在治疗结束 3 年后再考虑生育。

减少环境污染、保持良好的生活习惯、对机体的某些慢性炎症性疾病及时治疗、改善机体的免疫功能，不仅可能减少淋巴瘤的发病率，也是减少其他恶性肿瘤发病率的共同原则。

（朱　军　宋玉琴）

第十八章

黑色素瘤

> 身上有痣不用慌，正确鉴别保安康。
> ——北京大学肿瘤医院肾癌黑色素瘤内科主任
> 郭军教授为你解读黑色素瘤

 一 什么是黑色素瘤?

皮肤是人体最大的器官，它可以保护人体免受高温、日光、创伤和感染的侵害，还有助于调节体温、储存水分和热量，并产生维生素D。皮肤分为表皮和真皮。皮肤下是脂肪，或称为皮下组织。表皮分为五层（图18-1），角质层、透明层、颗粒层、棘层、基底层。真皮分为浅层和深层（图18-2），真皮深层中有多种细胞、纤维组织、滋养表皮的血管和神经。黑色素细胞位于表皮基底层，它产生黑色素，使皮肤呈现其自然的颜色。当皮肤暴露于日光时，黑色素细胞会产生更多的色素使肤色加深，这也是皮肤对紫外线损伤的一种保护性反应。

黑色素瘤起源于黑色素细胞，当黑色素细胞发生恶变的时候，就会形成黑色素瘤。大部分黑色素细胞存在于皮肤中，当黑色素瘤发生在皮肤时，我们称之为皮肤黑色素瘤。黑色素瘤也可以发生在眼、鼻腔、消化道、淋巴结、外阴、脑膜等部位，起源于这些部位的被称为黏膜黑色素瘤，约占20%左右。在这一章里，我们主要讨论皮肤黑色素瘤。

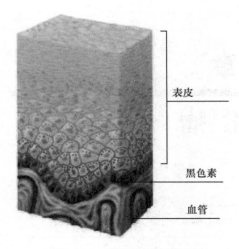

图 18-1 皮肤的立体示意图

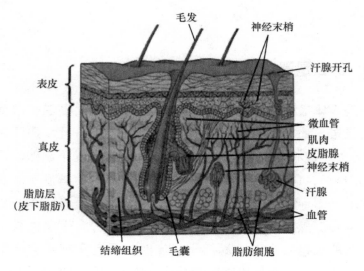

图 18-2 皮肤的平面示意图

　　黑色素瘤的发生概率随着年龄的增长而增加，但在各个年龄段都可以发生。它可以发生于任何部位的皮肤。白人男性常见于躯干部位（肩部和臀部之间）或头颈部，女性常见于小腿。有色人种（包括中国人）的黑色素瘤多发生于肢端皮肤，通常位于手指甲或脚趾甲下，或位于手掌和足底。

当黑色素瘤扩散的时候，一般首先累及邻近的淋巴结，然后随着淋巴结再转移到身体的其他部位，如肝、肺、脑。在这些情况下，新肿瘤灶的癌细胞仍然是黑色素瘤细胞，我们称之为转移性黑色素瘤，而不是肝癌、肺癌或脑肿瘤。

 痣都会变成黑色素瘤吗？什么样的痣容易恶变呢？

痣俗称为"痦子"，它是由成簇的黑色素细胞及其周围组织组成的，可以呈粉红色、黄褐色、褐色或接近正常肤色。痣的外观扁平或凸出于皮肤表面，通常为圆形或椭圆形，一般小于 5 mm（约铅笔上的橡皮擦大小）。痣分为先天痣或后天痣（多在 40 岁以前出现），老年逐渐消退。痣被切除后很少在原位重新生长。每个人约有 10～40 颗痣。目前国内黑色素瘤的发病率较低，约为 1/10 万，所以大部分的普通痣一般是不会发展成黑色素瘤的。当原有的痣的大小、形状、颜色和质地发生改变时，需要引起重视。中国人的黑色素瘤好发于四肢末端，所以这些部位的黑痣应更严密观察。有的黑色素瘤也可以由新生的痣发展而来，可以呈黑色，外观丑陋或不规则。

如果您对自己皮肤上的痣或色素斑不放心，应去医院就诊，不要擅自诊断或自行处理。以下是专家建议的判断痣发生早期恶变的 ABCD 法（图 18-3）：A（asymmetry）非对称，即用一条直线不能分成对称的两部分。B（border）边缘不规则，边缘不光整、凹凸不平、与周围分界不清或轮廓不规则，周边皮肤常有色素沉着。C（color）颜色改变，颜色不均匀，可以是黑色、褐色或黄褐色夹杂有其他颜色，如白色、灰色、红色、粉红色或蓝色。D（diameter）增大，直径常大于 5 mm。早期黑色素瘤大部分具有典型的 ABCD 特征，但也可以只有一到两个特征。早期黑色素瘤还可以表现为新生的痣或色素斑，原有痣增大伴瘙痒、刺痛、感觉异常等。进一步发展，可能变硬、增大成团块状、瘙痒、渗液或流血。但即便出现破溃不愈，患者也不会感到疼痛不适。

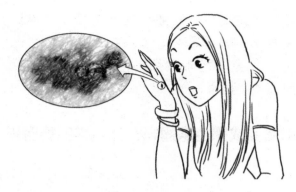

图 18-3　早期黑色素瘤外观，符合 ABCD 法则

 哪些人容易患黑色素瘤？

有研究表明，具有某些特定危险因素的人更容易患黑色素瘤。危险因素就是使人患病的可能性增加的任何因素。具有如下特征的人容易患黑色素瘤：

1. 多发痣（超过 50 个）　痣越多患黑色素瘤的可能性就越大。古书曾有记载说刘备股上有 70 余颗痣，异于常人，按目前的观点看，刘备其实是患黑色素瘤的高危人群。

2. 肤色白皙　一般肤色白皙的人比肤色深的人更易患黑色素瘤，前者容易被晒伤或长斑，白种人患黑色素瘤的概率远远高于黑种人，可能与浅色皮肤更易被日光晒伤有关。

3. 黑色素瘤或皮肤癌病史　患过黑色素瘤的人很容易再患，有些人甚至会发生两处以上的黑色素瘤。患过一种或多种常见皮肤肿瘤（基底细胞癌或鳞癌）的人发生黑色素瘤的风险也大大增加。

4. 黑色素瘤家族史　黑色素瘤可以呈家族性发病，若两个或两个以上的亲属患有该病，那么患黑色素瘤的可能性就会大大增加。约10% 的黑色素瘤患者有亲人患有该病。当有家人患黑色素瘤的时候，其他家庭成员应该去医院行定期检查。

5. 免疫力低下　免疫力低下的人容易患黑色素瘤，如肿瘤、器官移植术后或艾滋病患者。

6. 严重的日光晒伤史　如果幼年时期皮肤曾被日光严重晒伤甚至起水疱，那么患黑色素瘤的可能性就会增加。因此，建议父母要保护孩子不被日光暴晒。成年后被晒伤同样也增加黑色素瘤的患病风险。

7. 紫外线照射　专家们认为，黑色素瘤的发病率在全球范围内上升与人们接触日光的时间明显增加有关。例如，在美国，田纳西州的黑色素瘤患者比明尼苏达州多，因为那里的紫外线更强烈。太阳紫外线照射导致皮肤提前老化和损伤，进而可能引起黑色素瘤。太阳灯和制革车间发出的人工紫外线同样能造成皮肤损伤，并使患黑色素瘤的风险增加。所以医生建议人们减少紫外线的接触量，不管是天然的还是人工的。

8. 不恰当处理　不恰当地处理痣会明显增加患病风险，如激光、电烤、冷冻、盐腌、切割、局部切除、针挑、刺破、绳勒等。我国黑色素瘤患者发病多与此相关。不恰当的处理会刺激黑色素瘤细胞恶变，或使处于皮肤浅层的黑色素瘤细胞浸润到皮肤深层，进入皮肤深层的淋巴管和血管，从而出现淋巴结转移或远处转移。一旦怀疑"痦子"可能恶变，一定先去专科医院就诊后再处理，千万不要盲目治疗。

239 ●

四 如何预防黑色素瘤呢？

首先，预防黑色素瘤要从皮肤的自我检查做起，多关注身上的痣和痣的变化，尤其是前面提到的高危人群。皮肤自查前先为身上的痣、胎记或色素斑拍照"留念"，以便日后对照皮肤的变化。检查前还要事先了解自己的胎记、痣和斑点的位置以及它们的外观和感觉。洗澡后在光线充足的房间里准备一大一小两面镜子进行检查，请不要遗漏后背、头皮、臀部、足底、生殖器和皮肤持续疼痛的部位。检查的内容主要有：新生痣（特别是外观异常的），原有痣的大小、形状、颜色或质地是否发生变化等。（图 18-4）。

其次，要注意防晒，尤其是前面提到的高危人群。目前白种人的黑色素瘤与过多接受紫外线照射明确相关，虽然黄种人的病因还不太明确，但对于经常暴露于阳光的部位仍然要注意防晒。日光中的紫外线不仅能灼伤皮肤，还会影响皮肤细胞中的遗传物质（DNA）。两种已知的紫外线 UV-A 和 UV-B 可以穿透大气层引起皮肤灼伤。最新研究表明：这两种紫外线均可引起皮肤损伤，严重时可以导致黑色素瘤或其他皮肤肿瘤的发生。UV-A 被认为是皮肤老化的主要原因：它破坏胶原、弹性蛋白和其他结构分子；UV-B 被认为是导致黑色素瘤发生的罪魁祸首。此外，紫外线还可能抑制免疫系统的某些功能，从而加速肿瘤的形成。

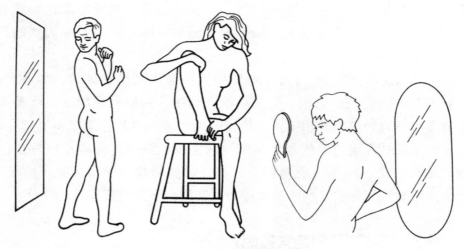

图 18-4　皮肤自查示意图

防晒的措施有哪些呢？首先，应尽量避免在阳光最强的正午外出，紫外线能够穿透薄衣服、挡风玻璃和窗户，外出时一定要穿长袖衣服、长裤，戴宽帽檐的帽子。注意避免沙子、水、雪和冰反射的紫外线照射。太阳镜可以保护眼睛和眼周皮肤，最好选择能吸收紫外线的镜片，可阻挡至少 99％ 的 UVA 和 UVB 辐射的镜片最佳。其次，使用含有防晒成分的水剂、霜剂和凝胶保护皮肤。许多医生认为防晒品有助于预防黑色素瘤，尤其是那些可以反射、吸收和（或）散射这两种紫外线的防晒品。这些防晒产品常会标明"广谱防晒"。防晒品的防晒强度与防晒因子（SPF）有关，SPF 数值越大，防晒能力越强。SPF 可以测定一个产品减少穿透皮肤 UV-B 的量。SPF 为 10 可以减少 90％ 的 UV-B，SPF 为 20 可以减少 95％ 的 UV-B，SPF 为 30 可以减少 97％ 的 UV-B。但防晒霜只能在一定程度上预防黑色素瘤和其他皮肤肿瘤的发生，而且能保持皮肤健康和年轻，但不能代替防晒措施，不能作为延长日晒时间的借口。寻找荫凉处、在阳光最强的时候尽量少在室外逗留、穿着防晒衣物等是更好的防晒方法。再次，防晒要从儿童抓起。人一生中任何时期的间歇性日光暴露，尤其是儿童期，都会增加皮肤癌及常见黑色素瘤（浅表扩散型和结节型）的发生风险。由于儿童的皮肤比较脆弱，在阳光下玩耍时间过多可能与成年后发生黑色素瘤有关。有报道称，每年大约有 32％ 的成年人曾经被灼伤，72％ 的青少年和 43％ 的 11 岁以下儿童至少有一次被灼伤。因此，要尽量保护孩子们免受日晒，因为他们的皮肤是最脆弱的。

五 为什么要早期处理黑色素瘤？"不痛不痒"就没事吗？

如果黑色素瘤能被早期诊断并治疗，大多数 I 期和 II 期黑色素瘤仅通过手术即可治愈。对于局限期没有区域淋巴结转移的患者来说，T_{1a} 期患者（病灶浸润深度＜1 mm）5 年生存率约 85％，T_{2a} 期患者（病灶浸润深度大于 1 mm，小于 2 mm）5 年生存率为 70％，T_{3a} 期患者（病灶浸润深度大于 2 mm，小于 4 mm）5 年生存率为 55％，T_{4a} 期患者（病灶浸润深度大于 4 mm）5 年生存率为 45％，如果患者的原发病灶出现了溃疡，溃疡是病灶进一步发展的表现，则这些患者的生存率在前述基础上分别减少 15％。总体来说 I 期患者 5 年生存率为 85％，II 期 5 年生存率为 55％，III 期（出现区域淋巴结转移）5 年生存率约 35％，IV 期（远处转移）5 年生存率小于 5％。

常有人认为"痣子"破了，但不痛不痒，不需要去医院。还有的人认为"痣子不动最好"，"动了"反而容易恶化转移，其实这些观点是非常错误的，导致很多患者错过了最佳手术时机。越早手术就能越早得到治疗，这也是挽救自己的生命。《非诚勿扰 2》中的李香山，把脚上的一个"痣子"硬是耽误成了全身转移而失去了宝贵的生命。

所以对于黑色素瘤患者来说，早期诊断和及早治疗才是挽救生命、争取预后较好的关键，只有大家重视起来，在全民范围内普及黑色素瘤的知识，才能把这种目前仍缺乏有效治疗手段的凶险的疾病所造成的健康危害降至最低。

 ## 六 怎么确诊黑色素瘤?

如果为疑似黑色素瘤患者，则需要活检，这是唯一的确诊手段。活检时医生会尽可能将可疑组织完整切除，即完整切除活检。如果肿物太大而不能完整切除时，则取部分组织样本做检查。如果可疑为黑色素瘤，医生绝不会随意切割或烧灼。活检一般在门诊手术室局麻下进行，切除的组织送至病理科，经包埋、切片、HE 染色等处理后制成病理切片。然后病理学家在显微镜下观察病理切片做出最后诊断，这个过程大约需 1 周，有的还需要做免疫组化来确定诊断。组织病理学是黑色素瘤确诊的最主要手段，配合免疫组织化学染色更有助于基底细胞癌的鉴别诊断，如 S-100，HMB-45 和波形蛋白（Vimentin）是诊断黑色素瘤的较特异的指标。HMB-45 在诊断黑色素瘤方面比 S-100 更具特异性。

早期黑色素瘤一定要完整切除可疑病灶，获取准确的 T 分期，除颜面部等特殊部位的肿瘤可以考虑全层凿取活检外，应尽量避免局部活检或针吸活检。如果肿瘤巨大破溃，或已经明确发生转移，可进行病灶的穿刺或切取活检，对于诊断把握度非常大且有条件行前哨淋巴结活检的部位，可以在完整切除的同时行前哨淋巴结活检，或分次进行。

如果需要行活检，患者可以向医生了解下列疑问：

1. 为什么我需要做活检?（答：疑似黑色素瘤）。

2. 需要多长时间? 疼吗?（答：顺利的话，数分钟就可以完成。手术部位注射局麻药，活检时一般不会引起疼痛，如果感觉疼痛，可以要求医生再次注射局麻药）。

3. 将肿瘤全部切除吗?（答：原则上应该全部切除）。

4. 会有哪些副反应?（答：局麻药过敏、局部出血、感染、术后留瘢等，发生率很低）。

5. 多久能知道结果？（答：一般 7～10 天）。

6. 如果确诊为肿瘤，谁告诉我如何治疗？什么时候开始治疗？（答：应找黑色素瘤专家或皮肤病学专家指导治疗，术后须全面检查确定分期决定下一步治疗，如果需要治疗，术后最好不要超过 1～2 月）。

 确诊黑色素瘤后必须截肢吗？

黑色素瘤俗称为 "癌中之王"，很多患者和医生都惧怕这种疾病，一旦遇到发生于肢体的黑色素瘤，则寄希望于手术做得越大越好，好像就越可以杜绝日后复发和转移。其实截肢并不能降低复发和转移的风险，很多研究发现切缘超过一定范围时，复发和转移的风险并不能被降低。那如何确定安全的切缘呢？大量的研究发现扩大切除的安全切缘应当根据病理报告中的肿瘤浸润深度决定：当病灶厚度≤1.0 mm 时，扩大切缘为 1 cm；厚度在 1.01～2 mm 时，扩大切缘为 1～2 cm；厚度＞2 mm 时，扩大切缘为 2 cm。当厚度＞4 mm 时，有学者认为安全切缘应为 3 cm，但目前的循证医学证据还是支持安全切缘为 2 cm 就足够了。除非是某些特殊情况，如病灶过大或特殊解剖位置，否则都应该尽量保留肢体。

 确诊黑色素瘤后还需要做哪些检查？

由于黑色素瘤恶性程度高，容易出现远处转移，因此在黑色素瘤诊断明确后，还应对容易出现转移的脏器进行全面评估和检查，目的有两个：①对疾病进行分期：黑色素瘤的分期不同，治疗原则、疗程和预后往往也有较大差别；②保留初诊时的基础数据，便于在治疗后对治疗方案的疗效进行评估，决定是继续原方案治疗还是调整剂量或更换更有效的方案。不同部位的黑色素瘤重点检查的项目略有不同，但一般都包括浅表淋巴结 B 超检查（至少包括双侧颈部、锁骨上、腋窝和腹股沟淋巴结）、头/胸部增强 CT 检查、腹/盆腔增强 CT 或 B 超检查。鼻咽部的黑色素瘤最好加做鼻咽部磁共振检查，外阴部黑色素瘤可能需要加做阴道镜检查，消化道的黑色素瘤可能需要做胃镜、结/直肠镜或消化道钡餐等检查。近年来新出现的 PET-CT 检查不仅能观察到占位性病变，还能通过占位性病变摄取 FDG 的能力判断其良、恶性，特别是对原发灶不明的患者，缺点是费用较高。

另外，还需要常规查血象、肝肾功能、血糖、血脂、乳酸脱氢酶、凝血试验、心电图或心脏超声以及病毒性肝炎、艾滋病毒、梅毒等感染情况。这些项目主要是为了判断患者的身体状况是否能够耐受治疗或手术？心、肺、肝、肾等重要脏器是否有严重的功能缺陷，是否需要其他科治疗保驾护航？治疗药物和剂量是否需要调整？有无影响预后的不良因素等。因此，在耐心取得病理诊断后、初次治疗之前，等待黑色素瘤患者的检查项目还有很多，花费较高，等待时间较长，至少一周左右，但这也是正确诊断的一个重要内容和过程，与后续治疗能否安全、顺利地进行直接相关，也是正确选择治疗方案的必要前提。

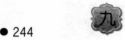

九 确诊黑色素瘤后如何治疗？

黑色素瘤治疗方案的选择与病情的严重程度、患者的年龄、一般健康状况和其他一些因素有关。患者可以和医生一起，共同制定合适的治疗方案。治疗黑色素瘤的医生通常是一个团队，包括皮肤病学家、外科医生、肿瘤内科医生、放疗科医生和整形科医生。

早期患者接受手术切除是根本治疗（完整扩大切除）。早期病变以原发灶扩大切除术为主。扩大切除的安全切缘的大小根据病理报告中的肿瘤浸润深度决定，不主张行截肢手术。目前的循证医学证据还是支持安全切缘为 2 cm 就足够。明确有区域淋巴结转移的患者需要做淋巴结清扫术，要求把受累淋巴结基部完全切除，而不是单个的淋巴结切除，否则很容易出现局部再次复发和远处转移。

除极早期患者外，多数皮肤黑色素瘤患者术后需要进一步行全身治疗来降低复发风险。目前国际和国内的推荐治疗为高剂量 α-2b 干扰素治疗，干扰素是一种皮下注射的生物制剂，也可以静脉滴注，它不同于化疗，主要通过调节机体的免疫系统来杀伤肿瘤细胞，还能直接杀伤肿瘤并抑制肿瘤血管的生成。对于黏膜黑色素瘤（包括消化道、生殖道、鼻腔和眼等）的辅助治疗还没有定论，一般认为化疗比干扰素的疗效更佳。

晚期黑色素瘤预后差，据统计，远处皮肤淋巴结转移的中位生存期为 13 个月，仅有肺转移的中位生存期为 8 个月，肝、脑转移的中位生存期为 4 个月，骨转移的中位生存期为 6 个月。目前缺乏有效的治疗手段，一般以内科治疗为主的综合治疗，推荐参加临床试验，针对基因变异的个体化靶向治疗已崭露头角。

化疗药物中一线治疗推荐达以卡巴嗪（Dacarbazine，DTIC）、替莫唑胺（Temozolomide，TMZ）或 TMZ/DTIC 为主的联合治疗（如联合顺铂或福莫斯汀），有效率低，一般认为有效率为 15%～20% 左右；二线治疗一般推荐紫杉醇联合卡铂方案，有效率为 20% 左右。但这些治疗手段随着靶向免疫药物、针对 BRAF 或 KIT 的多激酶抑制剂的突出疗效的显现可能将慢慢退出历史舞台。

新的靶向免疫治疗药物 Ipilimumab 是近 30 年来晚期黑色素瘤治疗的重大突破，2011 年 3 月 25 日被美国 FDA 批准用于治疗晚期黑色素瘤。其依据源于一项Ⅲ期大规模临床对照研究，此研究中，该药物被首次证明能延长晚期黑色素瘤患者的生存期。但是该药也没能彻底解决晚期黑色素瘤患者的所有问题，一是有效率只有 10.9%，还有相当多的患者无效进展；二是与对照组比较总生存期仅延长了 3.7 个月；三是该研究是以 gp100 疫苗为对照，gp100 疫苗不属于现行标准治疗，这使得该研究的说服力尚须进一步证实。另外，针对 *BRAF* 和 *CKIT* 基因突变的靶向药物仍在临床试验中，在Ⅰ期和Ⅱ期临床研究中取得了惊人的疗效，有效率为 30%～80%，但还有待Ⅲ期临床研究的证实。

对于有脑转移或骨转移的患者还需要使用局部放疗；骨转移的患者需要使用双磷酸盐治疗，抑制破骨细胞进一步产生溶骨性破坏，降低病理性骨折等事件；对于黑色素瘤肝转移的患者一般建议联合肝动脉介入栓塞化疗，常用药物为顺铂，介入栓塞化疗能使化疗药物更好地与肝的肿瘤病灶接触以提高治疗有效率，与全身静脉化疗相比，有效率能提高 10 倍左右。

肢体移行转移是肢体黑色素瘤的一种特殊转移方式，是指原发病灶 2 cm 以外至区域淋巴结之间发生的经淋巴管转移的皮肤或皮下软组织转移病灶。一般认为原发于下肢或足的区域淋巴结位于同侧腹股沟，上肢或手的区域淋巴结位于同侧腋窝，躯干部位的区域淋巴结可以为双侧腋窝或双侧腹股沟淋巴结。超越区域淋巴结的任何皮肤、皮下软组织或淋巴结转移归为远处转移。这种转移对常规静脉化疗效果差，隔离肢体输注化疗（ILI）对肢体移行转移的控制率高达 50%～80%，在国际上广为应用。其原理是从患肢对侧腹股沟区的股静脉、动脉分别穿刺留置导管，将导管送至患肢的膝关节水平。然后在全麻状态下用止血带在患侧根部短暂阻断患者血流，同时将患肢加温至 41℃ 左右，从导管内输注马法兰，反复循环 30 分钟，再用晶体液冲洗马法兰，最后去除止血带恢复血流。这种治疗的好处在于在保留肢体的同时能较好地控制病灶。

十　黑色素瘤会传染或遗传吗？

黑色素瘤不会传染，黑色素瘤的起病与免疫系统密切相关。正常人体内每时每刻都会有少数细胞发生恶变，但免疫系统能迅速发现并消灭它们，因此不患肿瘤。而黑色素瘤患者体内的免疫系统可能无法识别伪装了的坏细胞或者没有足够的能力去杀伤坏细胞，因而患病。所以正常人即便是接触到黑色素瘤患者病灶的分泌物，体内的免疫系统也能迅速做出反应将其消灭。

但如果亲属中有人患黑色素瘤，那么自身患黑色素瘤的风险要增高 8～9 倍左右，如果亲属中有人患皮肤癌，则患黑色素瘤的风险增高 2～3 倍左右。国外的研究发现某些家族有黑色素瘤聚集现象，但在国内目前没有发现这种情况。定期皮肤自查能做到早期发现、早期治疗，防晒也能预防黑色素瘤的发生。保护环境、保持良好的生活习惯、适当锻炼、改善机体的免疫功能，不仅可能减少黑色素瘤的发病率，也是减少其他恶性肿瘤发病率的共同原则。

黑色素瘤的治疗前景

随着对细胞信号传导认识的进一步加深，使我们能够了解更多参与细胞生长调控的信号传导途径，研究发现黑色素瘤细胞存在 *BRAF*、*NRAS* 和 *KIT* 等基因变异，针对其表达产物的各类单抗、反义核酸和多靶点激酶抑制剂已经开始应用于临床治疗。

早期研究显示针对 *BRAF* 突变的 *PLX4032*（罗氏公司生产的 V600E 突变抑制剂）等药物具有高达 80％的临床缓解率，针对 *CKIT* 突变的伊马替尼和尼洛替尼（诺华公司生产的 *CKIT* 抑制剂）疗效也较传统化疗明显提高。故对于晚期黑色素瘤患者来说，首先进行基因突变的检测是进行治疗的先决条件。

2010 年美国肿瘤协会临床年会上，美国的 Steven O'Day 报告了关于 Ipilimumab 的Ⅲ期随机对照临床研究，其结果具有里程碑式的意义。这项研究证明了靶向免疫治疗药物 Ipilimumab 能够延长Ⅳ期黑色素瘤患者的生存期，这是近 30 年来晚期黑色素瘤治疗的重大进步。对于无基因突变的患者来说无疑是一个好的治疗选择。

另外，小分子靶向治疗药物，如索拉非尼、舒尼替尼、贝伐单抗、依维莫斯等药物与化疗药物的联合也在积极研究中。综合来说，在晚期黑色素瘤的治疗方案中，化疗的地位已经到了需要变革的时代，靶向治疗是未来治疗的新趋势，个体化治疗看来是必经之路。

（郭　军　斯　璐）

247 ●

第十九章

骨与软组织肉瘤

肉瘤和癌是一回事吗？患了骨与软组织肉瘤怎么办？
——北京大学肿瘤医院骨与软组织肿瘤科主任
方志伟教授为你解读骨与软组织肉瘤

 肉瘤是什么？

医学上所说的肉瘤是指间叶组织来源的恶性肿瘤。通常包括皮下纤维组织、脂肪、平滑肌、横纹肌、脉管、间皮、滑膜、骨、软骨等组织的恶性肿瘤，见图 19-1。

 肉瘤是恶性的吗？肉瘤和癌有什么区别？

肉瘤和癌都属于恶性肿瘤，它们的区别在于肉瘤和癌的来源不同，肉瘤是间叶组织来源的恶性肿瘤，而癌是指上皮来源的恶性肿瘤。肉瘤又进一步分为骨来源的肉瘤和软组织来源的肉瘤。而癌相对于肉瘤来说更多见，常见的癌如大家熟悉的肺癌、胃癌、食管癌、肝癌、胰腺癌、肠癌、肾癌、膀胱癌、前列腺癌、甲状腺癌、乳腺癌等。还有一种混合型的癌肉瘤，这种肿瘤相对少见，但恶性度更高。

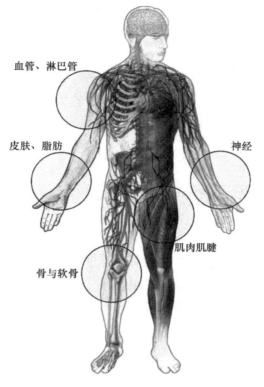

血管、淋巴管

皮肤、脂肪

神经

肌肉肌腱

骨与软骨

图 19-1　肉瘤的来源包括骨与软骨、肌肉肌腱、皮肤、脂肪、
血管、淋巴管及神经

 什么人容易患肉瘤?

肉瘤有其发病的特点。而骨的肉瘤和软组织的肉瘤又有所不同。

骨肉瘤好发于年轻人,这是它最大的特点,这个特点也决定了它的预后不好。最常见的骨肉瘤好发于男性,男性患者约是女性患者的 1.5～2 倍,发病年龄多在 10～30 岁,尤以 10～15 岁为发病高峰。尤文肉瘤也是好发于男性的肿瘤,发病年龄也较低,约 90% 的病例在 5～25 岁间发病,10～20 岁间的发病率最高。软骨肉瘤是另一种原发的骨恶性肿瘤,也好发于男性,男性患者约是女性患者的 1.5～2 倍,但其很少在 20 岁之前发病,因此与骨肉瘤和尤文肉瘤不同,它是一种成年型的恶性肿瘤。

软组织肉瘤中最常见的是恶性纤维组织细胞瘤、滑膜肉瘤、脂肪肉瘤和横纹肌肉瘤。它们的发病年龄要远高于骨肉瘤，据统计，在软组织肉瘤患者中，30～70岁的患者占70%，其中又以50～60岁人群最多，尤其是恶性纤维组织细胞瘤和脂肪肉瘤均好发于40岁以上人群。所以，在肉瘤的诊断中，年龄是一个很重要的因素。

目前尚未发现与肉瘤发病明确相关的生活因素，但外伤和放射线可能与肉瘤的发病相关。

肉瘤多见于身体的什么部位？

骨肉瘤好发于股骨远端、胫骨近端（即膝关节周围）和肱骨近端（即肩关节周围）等处。软骨肉瘤好发于股骨近端（即髋关节周围）、骨盆、肱骨近端、肩胛骨和胫骨近端等处。尤文肉瘤好发于下肢和骨盆，多见于股骨、胫骨、肱骨、腓骨等。恶性纤维组织细胞瘤、滑膜肉瘤、脂肪肉瘤、横纹肌肉瘤等软组织肉瘤可发生于全身各处，但以下肢和臀部最多，约占40%，其次是上肢和肩部，约占20%。原发于脊柱的肉瘤很罕见。

五 身上长包都是肉瘤吗？

我们在自己身上有时会无意中发现一个或多个包块，我们不能置之不理，但也不必谈肉瘤色变而过于紧张。肉瘤的发病率与常见的癌

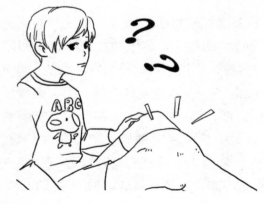

症相比其实很低，它仅占恶性肿瘤的1%，所以身上发现的包块多数是良性的。如果肿物较小，位于皮下，边界清楚且能活动，则多是脂肪瘤或纤维瘤；如果肿物位于关节附近，突然出现或突然消失，触之如乒乓球，可能是腱鞘囊肿；如

果肿物突出于皮肤，表面有小黑点，边界清楚且能活动，可能是皮脂腺囊肿。但若是肿物位置较深或较大，或肿物突然增大伴有疼痛，或肿物表面发红，温度升高甚至表面破溃，则要怀疑肉瘤的可能。

发现身上长包了怎么办？

如前所述，虽然肉瘤的发生率较低，但为了以防万一，我们建议一旦身上发现包块，应该到肿瘤专科医院的骨与软组织肿瘤专科就诊听取专家意见。最简单的，可以先行超声检查初步判断肿瘤性质，根据需要，医生可能会建议患者进一步行 CT 或磁共振检查，直至手术切除以去除病变、明确诊断。切忌在诊断不清的情况下由非专业的医师行手术切除肿块，无经验的医生进行盲目、无准备的手术会耽误治疗甚至造成肿瘤扩散。

骨头疼需要到医院看吗？

骨头疼可能是每个人在生活中都会遇到的症状，多数情况下这可能意味着疲劳、缺钙、骨质疏松、骨折或者风湿病。这些都不是威胁生命的大问题。但是，两类人群的骨痛必须警惕：年轻人及未成年人，四肢尤其是下肢的疼痛必须警惕骨肉瘤的可能。对于这类人群，我们建议可先行最简单的 X 线摄片检查以帮助鉴别；对于老年人尤其是有癌症病史的患者，骨痛应警惕肿瘤出现骨转移的可能，对于这类患者，我们建议行全身骨扫描以明确有无转移。

为什么患了肉瘤需要到肿瘤专科医院治疗？

由于肉瘤的发病率低，非肿瘤专科医院的很多医生对于肉瘤不够重视或治疗经验不足，很多肉瘤患者被当做普通的良性脂肪瘤或纤维瘤行了切除手术，而按照良性肿瘤进行的手术其切除范围对于肉瘤是远远不够的。这样的患者在术后还需要进行再次的扩大切除手术，不仅给患者带来身体、心理上的痛苦及经济上的损失，更重要的是初次不彻底的手术还可能造成肿瘤的扩散，严重影响患者的预后。而且大部分肉瘤的治疗是综合性治疗，除了手术还需要辅助化疗及放疗，而这些是非肿瘤专科医院不具备或不擅长的。所以，我们建议肉瘤患者到肿瘤专科医院的骨与软组织肿瘤专科进行治疗，身上初次发现包块的患者也应尽量到专科就诊，以免误诊及耽误治疗。

 常见的软组织肉瘤有哪些？

常见的软组织肉瘤有恶性纤维组织细胞瘤、滑膜肉瘤、脂肪肉瘤、横纹肌肉瘤、皮肤隆突性纤维肉瘤、纤维肉瘤、平滑肌肉瘤、透明细胞肉瘤、腺泡状软组织肉瘤、血管肉瘤、恶性神经鞘瘤、上皮样肉瘤、原始神经外胚层肿瘤（PNET）等。

 常见的骨的恶性肿瘤有哪些？

常见的骨的原发性恶性肿瘤包括骨肉瘤、软骨肉瘤、尤文肉瘤、造釉细胞瘤、骨恶性纤维组织细胞瘤、骨血管肉瘤、骨纤维肉瘤、骨淋巴瘤等。

 癌症患者骨头疼或全身疼是怎么回事？

无论是患癌还是肉瘤的恶性肿瘤患者，一旦出现骨头疼或全身疼，需要警惕出现肿瘤骨转移的可能。这种情况下，需要行全身骨扫描以明确诊断。

 单纯手术能治愈肉瘤吗？肉瘤患者需要进行化疗和放疗吗？

对于大多数肉瘤患者来说，单纯手术治疗是不够的，必须辅以化疗及放疗才能有效地减少术后复发率，延长患者的生存期。对于肉瘤术后是否需要继续化疗及放疗，医生需要综合肉瘤的恶性程度、患者的年龄及身体状况、肉瘤本身的病理学分类、是否对放/化疗敏感、肿瘤分期、手术中的切除范围是否足够、患者的经济能力及患者对疾病的期望值来综合考虑决定。一般来说，只有皮肤隆突性纤维肉瘤及高分化脂肪肉瘤等少数几类肉瘤在手术达到根治切除标准的基础上才不需要辅以放疗及化疗。腺泡状软组织肉瘤和透明细胞肉瘤由于对化疗不敏感，也不需要化疗。

 肉瘤治疗的现状是什么？

目前国际上达成共识的肉瘤治疗策略是以手术切除为主，辅以放疗及化疗的综合治疗。在 20 世纪 70 年代以前，由于受治疗手段的限制，骨肉瘤单纯手术后的 5 年生存率仅为 10%～20%，随着综合治疗手段的发展，目前骨肉瘤的 5 年生存率已达到 60% 左右。同样，随着综合治疗的开展，软组织肉瘤总的 5 年生存率也可以达到 50%～60%。在患者生存期延长的同时，患者的生活质量也极大地得到改善。以前对于肢体肉瘤只能采用截肢手术。而现在，多数患者都有机会接受保肢手术，在完整切除肿瘤的同时保住了肢体，同时辅以放/化疗后，不必担心因保肢而造成复发率及转移率的提高。保肢治疗提高了患者的生活质量。

 如何早期发现肉瘤？

和其他恶性肿瘤一样，肉瘤也是越早治疗，效果越好。因此，早期发现肉瘤十分重要。但是肉瘤主要发生在四肢和腹膜后，尤其在早期肉瘤较小的时候，多数患者没有明显的症状。因此，定期体检十分重要。对于腹膜后肉瘤，定期的腹部超声检查可以及时发现；而对于四肢的肉瘤，应该定期进行全面的自我查体，如果发现四肢出现包块，可以参照问题五所述先自己鉴别，但最好及时到医院找专业医师咨询。

 怀疑患肉瘤者需要做什么化验检查？

对于怀疑患肉瘤者，首先需要进行肿块局部的超声、X 线摄片、

CT 或磁共振等检查。对于体积较小、良性可能性较大的肿块，医生会建议患者直接手术切除，这样的话，需要进行手术前的常规化验检查。而对于怀疑患恶性肉瘤的患者，医生会建议患者先行病理活检，包括粗针穿刺活检或手术切开取活检，明确诊断后再决定下一步治疗。而一旦明确肉瘤的诊断后，患者还需要进行分期检查以明确身体其余部位有无转移，需要视肿瘤病理类型及患者病情行胸部 CT、腹部 CT、全身淋巴结超声、头颅 CT、全身骨扫描等检查。患者在手术前还需要根据有无内科疾病进行相关检查，以评价手术风险。

肢体肉瘤患者都需要截肢吗？什么情况下肉瘤患者需要截肢？

在 30 年前，对于肢体肉瘤患者的手术选择基本以截肢为主，但随着综合治疗手段的发展，现在保肢手术得到了越来越多的运用。但是，也不是所有的肉瘤患者都适合保肢，因为肉瘤是一种恶性肿瘤，需要的是彻底的根治性切除。因此，保肢手术的选择有严格的标准，需要遵循如下四点：（1）肿瘤未侵犯重要的血管和神经；（2）能够在肿瘤外将肿瘤完整切除，获得良好的外科边界；（3）进行保肢手术后的局部复发率不应比截肢术高；（4）局部的软组织条件尚可，预计保留下的肢体功能比假肢好。

因此，如果经专科医师评估不适于保肢的患者应该接受截肢手术，或患者有强烈的截肢意愿，或患者经济条件不能接受辅助放疗及化疗的，也应接受截肢手术。

什么是肢体肉瘤的保肢手术？

肢体肉瘤及骨肿瘤的保肢手术是专业性极强的手术，首先应遵循肿瘤手术的边界原则，对肿瘤进行广泛切除，以避免和减少术后的局部复发，达到满意的局部控制。然后对切除后的骨缺损和软组织缺损进行重建，软组织的重建主要依靠肌瓣、皮瓣转移和植皮。骨缺损重建主要有以下几种方法：（1）肿瘤型人工关节置换术，这是目前最常用的方法。（2）同种异体骨移植术。（3）自体骨移植术：主要是取患者自体的腓骨用于肱骨、桡骨肿瘤切除后的重建。

 软组织肉瘤的常用化疗方案有哪些？

根据美国国立综合癌症网络（NCCN）专家们达成的共识，四肢、腹腔内、腹膜后软组织肉瘤的多药联合化疗方案有 AD 方案（多柔比星＋达卡巴嗪）、AIM 方案（多柔比星＋异环磷酰胺＋美斯纳）、MAID 方案（美斯纳＋多柔比星＋异环磷酰胺＋达卡巴嗪）、异环磷酰胺＋表柔比星＋美斯纳、吉西他滨＋多西紫杉醇、吉西他滨＋长春瑞滨等。单药化疗方案有多柔比星、异环磷酰胺、表柔比星、吉西他滨、达卡巴嗪、脂质体多柔比星、替莫唑胺等。

需要注意的是腺泡状软组织肉瘤和透明细胞肉瘤对化疗不敏感。而血管肉瘤的化疗与其余软组织肉瘤的化疗方案有所不同，它用的化疗药主要是紫杉醇、多西他赛和长春瑞滨，还可使用索拉菲尼、舒尼替尼、贝伐单抗等分子靶向药物。

 肉瘤的放疗及化疗有什么主要的副反应？

放疗及化疗对大多数肉瘤患者来说是必不可少的。但是放疗及化疗不可避免地存在一些副反应。

对于放疗，如果肉瘤位于四肢，放疗的副反应主要是皮肤反应，具体表现为皮肤发红、色素沉着甚至皮肤破损、脱皮，严重的可出现溃疡、感染等。皮肤反应是放疗近期的副反应，放疗结束及对症治疗后可以逐渐好转。放疗还可能导致放射线照射区的骨骼坏死从而造成骨折。如果肉瘤位于脊柱（虽然这种情况比较罕见），放疗还可能导致脊髓损伤从而造成截瘫。如果肉瘤位于腹腔内或腹膜后，则放疗还会对腹腔内的脏器造成损伤，其副反应根据肉瘤的位置及相邻脏器的不同而有所不同，最常见的是造成腹泻、便秘、腹痛、肠梗阻等。

放疗还会引起一些长期的副反应，包括关节附近的放疗导致肢体挛缩从而影响肢体功能，放疗区域出现放射后肉瘤或继发其他新的恶性肿瘤等。处于生长期的青少年接受放疗后还可能出现骨骼生长受影响而导致的肢体畸形。

肉瘤的化疗根据选用的化疗方案不同会有不同的化疗副反应。如果选用肉瘤的一线化疗方案，即 AIM 方案（多柔比星＋异环磷酰胺＋美斯纳），则主要的副反应有恶心、呕吐、食欲减退等胃肠道反应，肝肾功能损伤，骨髓抑制即白细胞、红细胞、血小板的生成受影响，脱发，出血性膀胱炎，心肌损伤，过敏等。如果选用肉瘤的二线化疗方案，即吉西他滨＋多西紫杉醇方案的话，则主要的副反应有过敏、胃肠道反应、肝肾功能损伤、骨髓抑制、心肌损伤等。根据个人体质的差异，化疗副反应在每个人身上的体现也不尽相同，有的人可能恶心、呕吐厉害，也有的人可能骨髓抑制厉害，但也有人没有什么副反应出现。在化疗期间，要严密监测患者的生命体征和病情变化，若有副反应出现，要及时对症处理。

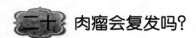 **肉瘤会复发吗？**

肉瘤是恶性肿瘤的一种，现代医学手段不能保证其经手术、化疗、放疗的综合治疗后不再复发。因此，肉瘤患者在完成治疗后仍须终生定期复查。需要注意的是肉瘤的复发不一定在原手术区域，甚至在截肢手术以后仍然可能在肢体的残端复发。还有的患者表现为局部没有出现复发，但出现远离手术区域的其他器官，如肺、脑、脊柱的转移。

肉瘤会遗传吗？

肉瘤和其他恶性肿瘤一样，有一定的家族遗传性。但是，肿瘤的发病是一个很复杂的过程，不仅与自身的基因、染色体等遗传物质有关，也和很多外界因素密切相关。所以，家里有人患了肉瘤，不意味着他或她的后代就一定会患肉瘤，但是和一般正常人群相比，他们的后代患肉瘤的可能性要大一些，因此这类人群需要更密切的观察和定期体检。

 肉瘤如何诊断与分期？

肉瘤的诊断需要遵循一个原则，即临床-影像-病理相结合。具体来说就是一个肉瘤的诊断，需要综合骨肿瘤科医师、影像科医师及病理科医师的意见。骨肿瘤科医师要考虑患者的性别、年龄、肿瘤的部位、病史的长短等因素；影像科医师要根据患者的 X 线片、CT 或磁共振的表现来判断肿瘤的良、恶性倾向；病理科医师要根据活检取到的病变组织，通过显微镜下观察、免疫组化染色等手段做出病理学上的判断。只有临床-影像-病理三者相统一，才能做出最终诊断。而临床-影像-病理三者意见不统一的情况也不少见，这种情况下，则需要通过骨肿瘤科医师、影像科医师及病理科医师的多次讨论和会诊，才能决定最终的诊断。这也是肉瘤在诊断上与其他很多恶性肿瘤相比最大的不同之处。

肉瘤的分期最常用的是美国癌症分期联合委员会（AJCC）的软组织肉瘤分期（2010 第 7 版）。这种分期方案根据肿瘤的大小（肿瘤的最大直径是否大于 5 cm）、肿瘤的部位（肿瘤是位于浅部还是深部）、有无淋巴结转移、有无远处转移、肿瘤病理学上的恶性程度等指标将肿瘤分为Ⅰ、Ⅱ、Ⅲ、Ⅳ四期，其中Ⅰ期预后最好，Ⅳ期已出现远处转移，预后最差。

 硬纤维瘤是肉瘤吗？应该如何治疗？

硬纤维瘤，也称侵袭性纤维瘤病、韧带样纤维瘤病。它不是肉瘤，是一种介于良、恶性之间的少见肿瘤，它如良性肿瘤一样不会转移，但却像恶性肿瘤一样容易复发。目前，对它的治疗是一个比较令人头疼的问题，目前普遍的观点认为手术应为首选治疗，只要手术能将肿瘤切干净且不会影响肢体的功能就应该进行手术。辅助治疗以放疗为主，对于手术后有肿瘤残留或手术不可切除的患者应给予辅助放疗（但是未成年人不能进行放疗）。药物治疗被认为是继手术和放疗之后的第三种选择。肿瘤不可手术和不可接受放疗的患者可以接受药物治疗。如果肿瘤稳定不再生长也可不必进行任何治疗，定期复查即可。

二十四 肉瘤患者日常生活有什么注意事项？

肉瘤患者日常生活中需要注意保持乐观积极的心态，正视自己的疾病，按照医生的嘱咐，积极配合医生进行治疗并按时完成定期复查。饮食上要注意健康饮食，多食蔬菜、水果，保证充足的蛋白质摄入，忌高糖、高脂饮食。进行过人工关节置换的患者，要格外爱护自己的新关节，因为人工关节也是有使用寿命的，用得越多，磨损越快。因此，我们建议人工关节置换术后的患者在不影响正常工作和生活的情况下要做到"能坐电梯不爬楼，能坐汽车不走路"，尽量避免剧烈运动和外伤。

二十五 骨肉瘤如何早期发现、如何治疗？

骨肉瘤是一种原发于骨的恶性肿瘤，它好发于男性，发病年龄多在10～30岁，尤以10～15岁为发病高峰。骨肉瘤的早期症状主要是疼痛，疼痛可发生在肿瘤出现以前，起初为间断性疼痛，逐渐转为持续性剧烈疼痛，尤以夜间为甚。恶性度大的肿瘤因生长较快其疼痛往往发生较早且较剧烈。骨肉瘤的病因现在尚不清楚，但肿瘤发生的局部常有外伤史。肿瘤多表现为膝关节、肩关节附近的肿块，伴有压痛，局部皮肤温度升高、发红，可见浅表静脉扩张，有时可摸到肿块有搏动感。因此，30岁以前的年轻人，如果出现不明原因的骨痛，或骨骼局部出现肿胀包块，应警惕骨肉瘤的可能，尽快到医院就诊。

一旦患者怀疑骨肉瘤，应尽快行病理活检以明确诊断。活检包括粗针穿刺活检及手术切开取活检两种方式，应由骨肿瘤科有经验的医师进行选择和操作。同时，还须进行肿瘤局部 X 线摄片、CT 或磁共振检查，必要时行血管造影以评估肿瘤累及范围及能否行保肢手术。此外还需要行全身骨扫描、胸部 CT、腹部超声等检查以明确有无肿瘤转移。

　　一旦明确诊断，应尽快开始治疗。骨肉瘤的治疗原则是以根治性手术切除（包括肿瘤型人工关节置换术及截肢手术）为主，辅以术前、术后放疗及化疗的综合治疗。放疗的时机及化疗的疗程由医生根据患者的身体情况及病情变化等因素进行个体化调整。化疗方案中应包括大剂量甲氨蝶呤、铂类、异环磷酰胺、阿霉素中的至少两种。

（方志伟　李　舒）